蒲湘澄

川派中医药名家系列丛书

诸毅晖　主编

中国中医药出版社

·北　京·

图书在版编目（CIP）数据

川派中医药名家系列丛书.蒲湘澄/诸毅晖主编.—北京：中国中医药
出版社，2018.12
ISBN 978－7－5132－4786－3

Ⅰ.①川…　Ⅱ.①诸…　Ⅲ.①蒲湘澄（1900–1961）一生平事迹
②中医临床—经验—中国—现代　Ⅳ.① K826.2　② R249.7

中国版本图书馆 CIP 数据核字（2018）第 037349 号

中国中医药出版社出版

北京市朝阳区北三环东路 28 号易亨大厦 16 层
邮政编码　100013
传真　010–64405750
廊坊市祥丰印刷有限公司印刷
各地新华书店经销

开本 710×1000　1/16　印张 10.5　彩插 1　字数 187 千字
2018 年 12 月第 1 版　2018 年 12 月第 1 次印刷
书号　ISBN 978－7－5132－4786－3

定价　49.00 元
网址　www.cptcm.com

社 长 热 线　010-64405720
购 书 热 线　010-89535836
维 权 打 假　010-64405753

微信服务号　zgzyycbs
微商城网址　https://kdt.im/LIdUGr
官 方 微 博　http://e.weibo.com/cptcm
天猫旗舰店网址　https://zgzyycbs.tmall.com

如有印装质量问题请与本社出版部联系（010–64405510）

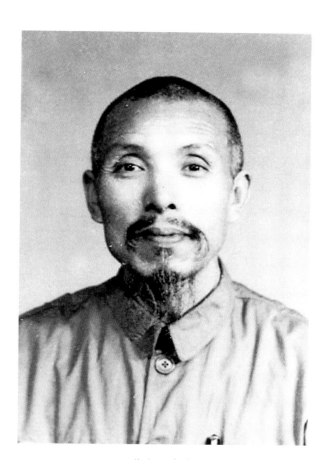

蒲湘澄先生

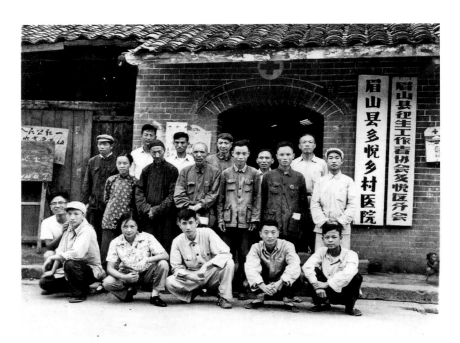

1958年蒲湘澄在眉山多悦乡村医院与血防队医生合影（二排左三为蒲湘澄）

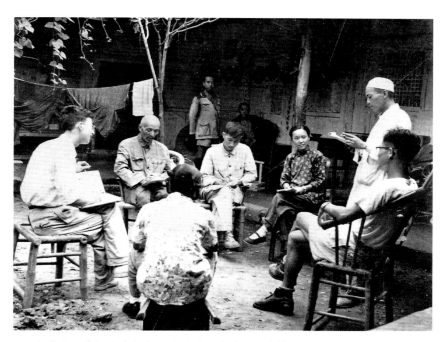

1958年蒲湘澄在眉山参加血吸虫防治工作时组织病情讨论（左二正坐为蒲湘澄）

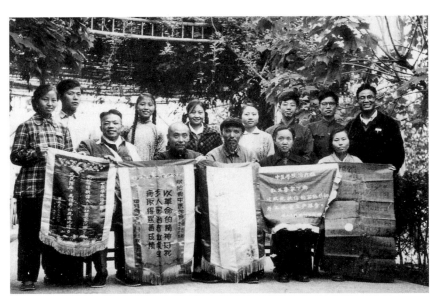

参加眉山血吸虫防治工作成绩突出受表彰合影（前排左四为蒲湘澄）

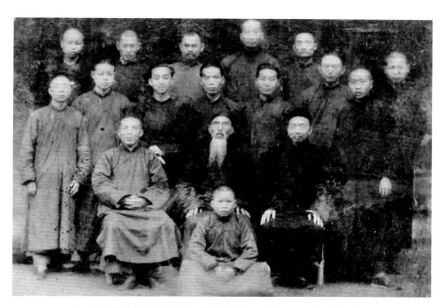

民国时期蒲湘澄与受业弟子合影（前坐左一为蒲湘澄）

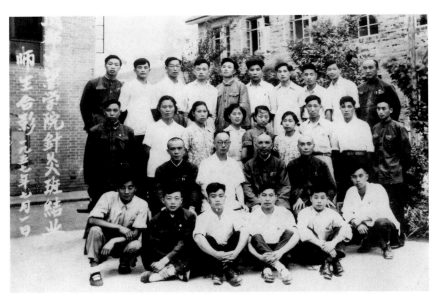

1957年7月成都中医学院针灸班结业师生合影（第二排右二为蒲湘澄）

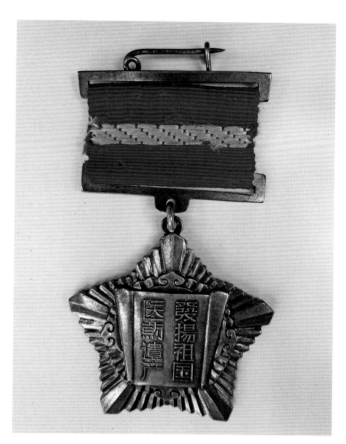

卫生部颁发的"继承发扬祖国医药方面
表现积极成绩卓著"奖章

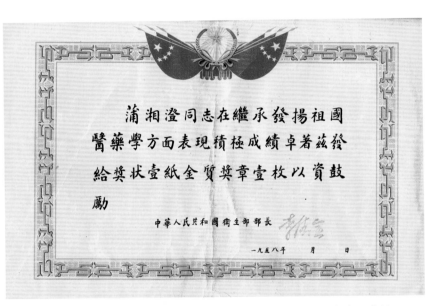

蒲湘澄同志在繼承發揚祖國
醫藥學方面表現積極成績卓著茲發
給獎狀壹紙金質獎章壹枚以資鼓
勵

中華人民共和國衛生部部長

一九五八年　　月　　日

卫生部颁发的"继承发扬祖国医药方面表现积极成绩卓著"奖状

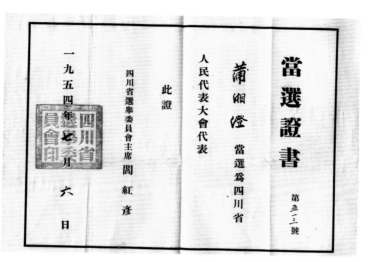

四川省人民代表大会代表当选证书

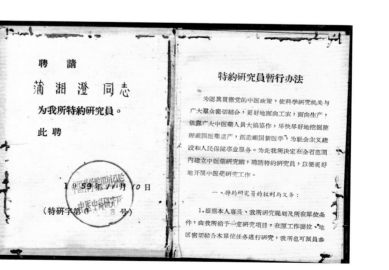

中国科学院四川分院中医中药研究所特约研究员聘书

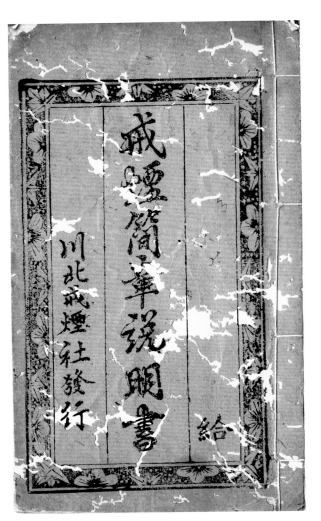

川北戒烟社发行的《戒烟简章说明书》

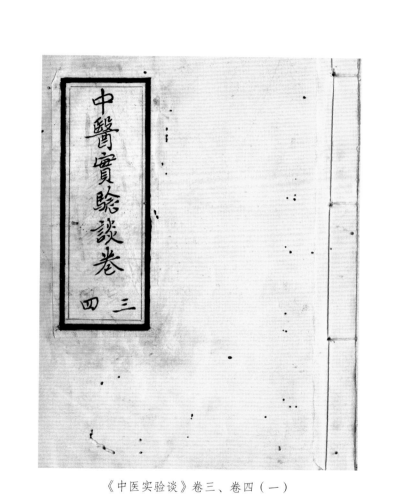

《中医实验谈》卷三、卷四（一）

氣內消元氣因之耗散所得之病多屬不足非針砭所能盡治故有艾灸之法以助其功考艾乃純陽之品能補後天之虛壯元陽健真氣排除陰邪故針砭長於涼瀉而短於溫補艾灸則長於溫補而短於涼瀉也所以仲景傷寒論病在三陽者有針刺之法病在三陰者有艾灸之法亦即熱瀉寒補之義也方今世道澆漓人心趨下貪嗔癡愛縈擾紛岐奪利爭名難填慾壑種病之根比較又深一層病不在經絡而在臟腑根深道遠又非針灸所可能也當用藥餌以培其根方期有效總之病在經絡者非針灸不能為功藥餌之力太緩不及針灸之致速也若病在臟腑者又非藥餌不能培元養正故針灸與湯藥并重不可偏墜者也

針灸補瀉當先當後說明

毋能子實子能使母虛故虛則宜補母實則宜瀉子此一定不易之理也至于先補後瀉先瀉後補之症當分別之臨症時醫者當察病人強弱受病虛實以決定之如人虛病實者宜先補後瀉體壯症虛先瀉後補人實病實瀉而不補人虛病虛補而不瀉肥人多內虛先補後瀉瘦人多內炅先瀉後補夫針者所以行氣者也補少而瀉多各書雖云有補其實在呼吸捉捻上作用不過逗留真氣而已不及灸之有功若體太虛弱飲食進少之人均當慎重用針否則暈倒均宜慎之

取穴要言

取穴之法各書不同難於細究總須臨症審穴看病人病在何經即在何經下手找穴先以受病之經井滎俞原經合各大穴道審查用指按定如病勢即減此為主穴再行前後左右再揣再審如病勢全消此絲毫不差之真穴也如病勢未消即捨此穴而尋他穴凡與受病之經相表裏或相連絡者均可審按尋找之總揣穴之病出為真此乃合法中之合法歷代先師未傳之秘奧也。二

《中医实验谈》卷三、卷四（二）

总序————————加强文化建设，唱响川派中医

四川，雄居我国西南，古称巴蜀，成都平原自古就有天府之国的美誉，天府之土，沃野千里，物华天宝，人杰地灵。

四川号称"中医之乡、中药之库"，巴蜀自古出名医、产中药，据历史文献记载，自汉代至明清，见诸文献记载的四川医家有 1000 余人，川派中医药影响医坛 2000 多年，历久弥新；川产道地药材享誉国内外，业内素有"无川（药）不成方"的赞誉。

医派纷呈　源远流长

经过特殊的自然、社会、文化的长期浸润和积淀，四川历朝历代名医辈出，学术繁荣，医派纷呈，源远流长。

汉代以涪翁、程高、郭玉为代表的四川医家，奠定了古蜀针灸学派。郭玉为涪翁弟子，曾任汉代太医丞。涪翁为四川绵阳人，曾撰著《针经》，开巴蜀针灸先河，影响深远。1993 年，在四川绵阳双包山汉墓出土了最早的汉代针灸经脉漆人；2013 年，在成都老官山再次出土了汉代针灸漆人和 920 支医简，带有"心""肺"等线刻小字的人体经穴髹漆人像是我国考古史上首次发现，应是迄今

我国发现的最早、最完整的经穴人体医学模型，其精美程度令人咋舌！又一次证明了针灸学派在巴蜀的渊源和影响。

四川山清水秀，名山大川遍布。道教的发祥地青城山、鹤鸣山就坐落在成都市。青城山、鹤鸣山是中国的道教名山，是中国道教的发源地之一，自东汉以来历经2000多年，不仅传授道家的思想，道医的学术思想也因此启蒙产生。道家注重炼丹和养生，历代蜀医多受其影响，一些道家也兼行医术，如晋代蜀医李常在、李八百，宋代皇甫坦，以及明代著名医家韩懋（号飞霞道人）等，可见丹道医学在四川影响深远。

川人好美食，以麻、辣、鲜、香为特色的川菜享誉国内外。川人性喜自在休闲，养生学派也因此产生。长寿之神——彭祖，号称活了800岁，相传他经历了尧舜夏商诸朝，据《华阳国志》载，"彭祖本生蜀"，"彭祖家其彭蒙"，由此推断，彭祖不但家在彭山，而且他晚年也落叶归根于此，死后葬于彭祖山。彭祖山坐落在成都彭山县，彭祖的长寿经验在于注意养生锻炼，他是我国气功的最早创始人，他的健身法被后人写成《彭祖引导法》；他善烹饪之术，创制的"雉羹之道"被誉为"天下第一羹"，屈原在《楚辞·天问》中写道："彭铿斟雉，帝何飨？受寿永多，夫何久长？"反映了彭祖在推动我国饮食养生方面所做出的贡献。五代、北宋初年，著名的道教学者陈希夷，是四川安岳人，著有《指玄篇》《胎息诀》《观空篇》《阴真君还丹歌注》等。他注重养生，强调内丹修炼法，将黄老的清静无为思想、道教修炼方术和儒家修养、佛教禅观会归一流，被后世尊称为"睡仙""陈抟老祖"。现安岳县有保存完整的明代陈抟墓，有陈抟的《自赞铭》，这是全国独有的实物。

四川医家自古就重视中医脉学，成都老官山出土的汉代医简中就有《五色脉诊》（原有书名）一书，其余几部医简经初步整理暂定名为《敝昔医论》《脉死候》《六十病方》《病源》《经脉书》《诸病症候》《脉数》等。学者经初步考证推断极有可能为扁鹊学派已经亡佚的经典书籍。扁鹊是脉学的倡导者，而此次出土的医书中脉学内容占有重要地位，一起出土的还有用于经脉教学的人体模型。唐代杜光庭著有脉学专著《玉函经》3卷，后来王鸿骥的《脉诀采真》、廖平的《脉学辑要评》、许宗正的《脉学启蒙》、张骥的《三世脉法》等，均为脉诊的发展做出了贡献。

昝殷，唐代四川成都人。昝氏精通医理，通晓药物学，擅长妇产科。唐大中年间，他将前人有关经、带、胎、产及产后诸症的经验效方及自己临证验方共378首，编成《经效产宝》3卷，是我国最早的妇产科专著。加之北宋时期的著名妇产科专家杨子建（四川青神县人）编著的《十产论》等一批妇产科专论，奠定了巴蜀妇产学派的基石。

宋代，以四川成都人唐慎微为代表撰著的《经史证类备急本草》，集宋代本草之大成，促进了本草学派的发展。宋代是巴蜀本草学派的繁荣发展时期，陈承的《重广补注神农本草并图经》，孟昶、韩保昇的《蜀本草》等，丰富、发展了本草学说，明代李时珍的《本草纲目》正是在此基础上产生的。

宋代也是巴蜀医家学术发展最活跃的时期。四川成都人、著名医家史崧献出了家藏的《灵枢》，校正并音释，名为《黄帝素问灵枢经》，由朝廷刊印颁行，为中医学发展做出了不可估量的贡献，可以说，没有史崧的奉献就没有完整的《黄帝内经》。虞庶撰著的《难经注》、杨康侯的《难经续演》，为医经学派的发展奠定了基础。

史堪，四川眉山人，为宋代政和年间进士，官至郡守，是宋代士人而医的代表人物之一，与当时的名医许叔微齐名，其著作《史载之方》为宋代重要的名家方书之一。同为四川眉山人的宋代大文豪苏东坡，也有《苏沈内翰良方》（又名《苏沈良方》）传世，是宋人根据苏轼所撰《苏学士方》和沈括所撰《良方》合编而成的中医书。加之明代韩懋的《韩氏医通》等方书，一起成为巴蜀医方学派的代表。

四川盛产中药，川产道地药材久负盛名，以回阳救逆、破阴除寒的附子为代表的川产道地药材，既为中医治病提供了优良的药材，也孕育了以附子温阳为大法的扶阳学派。清末四川邛崃人郑钦安提出了中医扶阳理论，他的《医理真传》

《医法圆通》《伤寒恒论》为奠基之作，开创了以运用附、姜、桂为重点药物的温阳学派。

清代西学东进，受西学影响，中西汇通学说开始萌芽，四川成都人唐宗海以敏锐的目光捕捉西学之长，融汇中西，撰著了《血证论》《医经精义》《本草问答》《金匮要略浅注补正》《伤寒论浅注补正》，后人汇为《中西汇通医书五种》，成为"中西汇通"的第一种著作，也是后来人们将主张中西医兼容思想的医家称为"中西医汇通派"的由来。

名医辈出　学术繁荣

中华人民共和国成立后，历经沧桑的中医药，受到党和国家的高度重视，在教育、医疗、科研等方面齐头并进，一大批中医药大家焕发青春，在各自的领域里大显神通，中医药事业欣欣向荣。

四川中医教育的奠基人——李斯炽先生，在 1936 年创立了"中央国医馆四川分馆医学院"，简称"四川国医学院"。该院为国家批准的办学机构，虽属民办但带有官方性质。四川国医学院也是成都中医学院（现成都中医药大学）的前身，当时汇集了一大批中医药的仁人志士，如内科专家李斯炽、伤寒专家邓绍先、中药专家凌一揆等，还有何伯勋、杨白鹿、易上达、王景虞、周禹锡、肖达因等一批蜀中名医，可谓群贤毕集，盛极一时。共招生 13 期，培养高等中医药人才 1000 余人，这些人后来大多数都成为中华人民共和国成立后的中医药领军人物，成为四川中医药发展的功臣。

1955 年国家在北京成立了中医研究院，1956 年在全国西、北、东、南各建立了一所中医学院，即成都、北京、上海、广州中医学院。成都中医学院第一任院长由周恩来总理亲自任命。李斯炽先生继创办四川国医学院之后又成为成都中医学院的第一任院长。成都中医学院成立后，在原国医学院的基础上，又汇集了一大批有造诣的专家学者，如内科专家彭履祥、冉品珍、彭宪章、傅灿冰、陆干甫；伤寒专家戴佛延；医经专家吴棹仙、李克光、郭仲夫；中药专家雷载权、徐楚江；妇科专家卓雨农、曾敬光、唐伯渊、王祚久、王渭川；温病专家宋鹭冰；外科专家文琢之；骨、外科专家罗禹田；眼科专家陈达夫、刘松元；方剂专家陈潮祖；医古文专家郑孝昌；儿科专家胡伯安、曾应台、肖正安、吴康衡；针灸专家余仲权、薛鉴明、李仲愚、蒲湘澄、关吉多、杨介宾；医史专家孔健民、李介民；中医发展战略专家侯占元等。真可谓人才济济，群星灿烂。

北京成立中医高等院校、科研院所后，为了充实首都中医药人才的力量，四川一大批中医名家进驻北京，为国家中医药的发展做出了巨大贡献，也展现了四川中医的风采！如蒲辅周、任应秋、王文鼎、王朴城、王伯岳、冉雪峰、杜自明、李重人、叶心清、龚志贤、方药中、沈仲圭等，各有精专，影响广泛，功勋卓著。

北京四大名医之首的萧龙友先生，为四川三台人，是中医界最早的学部委员（院士，1955 年）、中央文史馆馆员（1951 年），集医道、文史、书法、收藏等于一身，是中医界难得的全才！其厚重的人文功底、精湛的医术、精美的书法、高尚的品德，可谓"厚德载物"的典范。2010 年 9 月 9 日，故宫博物院在北京为萧龙友先生诞辰 140 周年、逝世 50 周年，隆重举办了"萧龙友先生捐赠文物精品展"，以缅怀和表彰先生的收藏鉴赏水平和拳拳爱国情怀。萧龙友先生是一代举子、一代儒医，精通文史，书法绝伦，是中国近代史上中医界的泰斗、国学家、教育家、临床大家，是四川的骄傲，也是我辈的楷模！

追源溯流　振兴川派

时间飞转，掐指一算，我自 1974 年赤脚医生的"红医班"始，到 1977 年大学学习、留校任教、临床实践、跟师学习、中医管理，入中医医道已 40 年，真可谓弹指一挥间。俗曰：四十而不惑，在中医医道的学习、实践、历练、管理、推进中，我常常心怀感激，心存敬仰，常有激情冲动，其中最想做的一件事就是将这些中医药实践的伟大先驱者，用笔记录下来，为他们树碑立传、歌功颂德！缅怀中医先辈的丰功伟绩，分享他们的学术成果，继承不泥古，发扬不离宗，认祖归宗，又学有源头，师古不泥，薪火相传，使中医药源远流长，代代相传，永续发展。

今天，时机已经成熟，四川省中医药管理局组织专家学者，编著了大型中医专著《川派中医药源流与发展》，横跨两千年的历史，梳理中医药历史人物、著作，以四川籍（或主要在四川业医）有影响的历史医家和著作为线索，理清历史源流和传承脉络，突出地方中医药学术特点，认祖归宗，发扬传统，正本清源，继承创新，唱响川派中医药。其中，"医道溯源"是以民国以前的川籍或在川行医的中医药历史人物为线索，介绍医家的医学成就和学术精华，作为各学科发展的学术源头。"医派医家"是以近现代著名医家为代表，重在学术流派的传承与发展，厘清流派源流，一脉相承，代代相传，源远流长。《川派中医药源流与发展》一书，填补了川派中医药发展整理的空白，是集四川中医药文化历史和发展现状之大成，理清了川派学术源流，为后世川派的研究和发展奠定了坚实的基础。

我们在此基础上，还编著了《川派中医药名家系列丛书》，汇集了一大批近现代四川中医药名家，遴选他们的后人、学生等整理其临床经验、学术思想编辑成册。预计编著一百人，这是一批四川中医药的代表人物，也是难得的宝贵文化遗产，今天，经过大家的齐心努力终于得以付梓。在此，对为本系列书籍付出心血的各位作者、出版社编辑人员一并致谢！

由于历史久远，加之编撰者学识水平有限，书中罅、漏、舛、谬在所难免，敬望各位同仁、学者提出宝贵意见，以便再版时修订提高。

中华中医药学会　副会长
四川省中医药学会　会　长
四川省中医药管理局　原局长　杨殿兴
成都中医药大学　教授、博士生导师
2015年春于蓉城雅兴轩

前言

　　针灸医学源远流长。就治疗方法而言，针刺、艾灸的历史可追溯到新石器时代，就其理论起源可上溯到汉朝。从《帛书·经脉》到《黄帝内经》（以下简称《内经》），从《针灸甲乙经》到《铜人腧穴针灸图经》，从《针灸大成》到《针灸逢源》，针灸理论日趋成熟。针灸学术的发展离不开历代名医的传承，四川历来都不乏医学名家，汉朝涪翁、郭玉行针术于民间，南宋史崧校注《灵枢》而刊行于世。尽管清朝、民国时期中医的发展受到阻碍，但针灸医学的传承从未停止。

　　近代著名针灸学家蒲湘澄出身于中医世家，年轻时随父学医，为丰富学识、验证所学，寻访各地名师、名医。蒲氏年轻时即悬壶乡里，20世纪三四十年代，蒲湘澄的名声就享誉川北各县。中华人民共和国成立后，蒲湘澄先生调入四川省成都中医进修学校及成都中医学院（现成都中医药大学）任教，在从事针灸临床工作的同时致力于中医、针灸专业人才的培养。有人曾称赞他："针灸妙术并良方，何幸书来授一堂；取穴分经攻腠理，得心应手起膏肓；春风对尘唯恩久，化为频沾教泽长；保令大和培国脉，仁民寿世庆无疆。"蒲氏一生精研《内经》《难经》《伤寒论》《针灸甲乙经》《针灸大成》等中医、针灸经典著作，勤于实践，积累了丰富的临床经验，形成个人的中医、针灸诊疗特色，在针灸学术方面具有独到见解。全面整理蒲湘澄先生的针灸学术思想、临证诊疗精华，对于促进针灸学术及临床运用具有重要的现实意义。

　　本书编委会通过拜访蒲湘澄先生后人、学生，查阅相关地方史料，以蒲氏的著作、论文、医案、自传、手稿为基础，结合他人有关蒲湘澄先生的研究论著及有关地方史料，全面挖掘蒲湘澄先生针灸学术思想精华，梳理其学术源流，总结其针灸临床经验及诊疗特色，突显近代针灸名家蒲湘澄先生对针灸学术及临床所做的贡献，以期弘扬蒲氏治学理念和孜孜不倦的探索精神，促进针灸学术的继承、创新，提高针灸临床诊疗水平。

诸毅晖

2018 年 3 月

编写说明

　　本书是川派中医药名家系列丛书之一，是在四川省中医药管理局"川派中医药名家学术思想及临床经验研究专项"课题"系统整理川派名中医学术思想，理清历史源流和传承脉络，总结川派中医药学术特点，继承创新，唱响川派中医，使四川中医药继承不泥古，发扬不离宗，源远流长，持续发展"指导思想下编写而成的。

　　全书以针灸名家蒲湘澄的针灸学术思想及临床经验、针灸诊疗技术为核心，对其学术思想、临床经验、诊疗技术进行研究和挖掘，包括生平简介、临床经验、学术思想、学术传承、论著提要五部分。全面介绍蒲湘澄先生精思笃学的成长经历及仁心济世、热心办学的崇高品格。从针灸与汤药并重、强调取穴准确性、重视按经取用特定穴、善用针刺行气手法、强调针灸补泻及重视针灸禁忌六个方面系统阐释蒲湘澄先生的针灸学术思想，详尽分析其针灸学术思想的理论来源，突显蒲湘澄先生崇尚经典，继承创新的治学态度。通过头痛、面痛、中风、癫痫、胃痛、痢疾、消渴、悬饮、胁痛、腰痛、痹证、痿证、温热病、暴喑、厥证、亡阳、滞产、吐血18个典型病案，以及伤寒、瘫痪、历节、癫狂、咳嗽等29个病症的病因病机、针药治疗处方，介绍蒲湘澄先生针灸临证经验。介绍了蒲湘澄先生著作《中医实验谈》及"子午流注学说""针灸对哮喘和失眠的处理"

等论文的主要内容、学术特点，以及蒲湘澄学术思想的传承情况。

　　本书的编写主要立足于蒲湘澄先生的著作、论文、医案、自传、手稿等资料，在资料的收集、整理中得到蒲湘澄先生后人的大力支持，尤其是蒲昭和老师提供了大量的书籍、论文、手稿，以及珍贵的图片、证书、奖状等相关资料，保证了编写工作的顺利进行。此外，编委会还认真查阅相关地方史料，结合他人有关蒲湘澄先生的研究论著，归纳、提炼蒲湘澄先生学术思想；在梳理其学术源流方面，着重对针灸古代文献、蒲氏后学相关论著进行整理，理清蒲氏针灸学术的源流。

　　本书的编写依托于四川省中医药管理局川派中医药名家学术思想及临床经验研究专项"蒲湘澄学术思想及临床经验整理研究"（课题编号：2012cp19），研究和编写工作得到四川省中医药管理局、成都中医药大学的支持，在此表示衷心感谢！

　　尽管获取了丰富的编写资料，编委会也进行了大量挖掘、整理工作，但由于历经多年变迁，书籍亦为木刻、石刻版，资料存在一定的损坏现象，蒲湘澄先生的后人、学生、弟子亦难以一一拜会，加之编者的学术水平有限，书中难免有不当和不足之处，敬请读者提出宝贵意见，以便再版时修订提高。

编委会

2018 年 4 月

目　录

生平简介

蒲湘澄（1900—1961），字有吉，男，四川省射洪县洋溪镇人。四川近代著名针灸学家，第一届、第二届四川省人民代表大会代表，中共预备党员，中国科学院四川分院中医中药研究所特约研究员，成都中医学院（现成都中医药大学）针灸教研组主任。1961年因病逝世，享年61岁。

蒲湘澄先生从医40余载，因在针灸学术方面究思极研，对中医药学广泛涉猎，以及长期执着于中医教育和传播，赢得同仁、后学的广泛认同和褒奖，并获得较高的荣誉。曾受邀前往北京参加国庆10周年观礼，并荣获卫生部颁发的"继承发扬祖国医药方面表现积极成绩卓著"金质奖章。

一、精思好学，遍访名师

蒲湘澄先生出生于中医世家，其父蒲松荣研习中医，尤其对地理、易学颇有深究，为射洪及邻近县当道人士所共晓。蒲湘澄从8岁起在私塾学习，16岁随父学习中医内科及地理，同时在父亲好友李精一、张道生两位先生处学习杂病和外科。1920年开始悬壶乡里，施行仁术医道。行医之余，他不但研读《内经》《难经》《伤寒论》《金匮要略》等中医经典著作，而且广泛参阅徐灵胎、王肯堂、王孟英、喻嘉言、黄坤载、陈修园、唐容川、郑钦安等中医名家论著。在研习医学著作的同时，蒲湘澄先生还旁及天文推步法，以及易经理象气数、河洛生成、皇极经等杂学。随着涉略领域的增大及医学实践的积累，他不再满足于在家乡学习、行医，产生了"外访名师、内证所学"的想法，离开家乡外出学习，开拓医学思维。

从1923年开始前后延续近10年，蒲湘澄先生游学重庆，成都青城山，陕西汉中、安康，甘南文县、碧口及贵州、湖北、湖南等地，寻访当地名医。因频繁外出，花费较多，父亲开始反对，后经他反复陈情，又托友人劝说父亲，终于获得父亲支持。在一封家信中，蒲湘澄先生留下这样的誓言："男儿立志出乡关，学不成兮誓不还，埋骨何须桑梓地，天涯处处有青山。"他先后向湖北熊待珍先生学习外科正骨，向重庆傅楚清先生请教天文推步法，到青城山随宁松廷学习天文，向张百川、程兴阳学习针灸医术，向韩四明学说文，向钟止安学易学……10年间，蒲氏先后拜师求学者10余人，还参师学习多人。通过年轻时期的外出求学，蒲湘澄先生广泛涉猎中医内、外、妇、儿诸科，谨记深研各科学术，尤其是"针灸一学，更得参详、考究"，这为他日后成为一代针灸名家打下坚实基础。

蒲湘澄先生虚心好学，在遍访名师、名医的过程中，他善于吸取他人特长和民间验方。与同行交流时，他常会将他人的治法、方药记录下来。经多年积累，这些治疗方法被他编辑为《验方集锦》，以备临床治疗时参考。

二、仁心济世，施医行善

蒲湘澄先生的父亲蒲松荣，长期以医术慈善济贫，曾任洋溪镇"慈善医社"社长，"川东北灾区救济会"主任，"苦力医院"院长等职。由于深受父亲影响，蒲氏始终本着救世济人、不图回报之心。1926年，他在家乡办"同善医社"，用针灸及自制的各类膏、丹、丸、散服务乡里，为百姓治病解难。由于医术精妙，求诊者甚众，每遇贫苦之人上门求诊，他总是先看病，再送药，经常不收诊金、药费，口碑名声极佳。蒲湘澄先生认为，医乃仁术，医者当有"仁心"。他经常外出应诊，从不计较费用多寡。1943年夏，蒲湘澄先生行医办学赴剑阁县，途中突遇一青壮农民，卧于街旁，人事不省，牙关紧闭，先生立即针刺水沟、内关、合谷、太冲，并点刺中冲、隐白出血以醒脑开窍，重灸百会、涌泉回阳救逆，再用随身携带的"通关散"吹鼻开窍复苏。10分钟后，病人病情开始改善，1小时后，病人苏醒，基本接近常人。救治病人后，蒲湘澄先生未收分文，也不愿留名，次日凌晨即携学生早行。

20世纪30年代，蒲湘澄先生有感于鸦片烟毒深重，专门前往重庆，向屈相臣学习戒烟之术。学成后即回到家乡，在洋溪镇白流寺组织川北戒烟社，并任社长，用所学戒烟法和自制戒烟药为"瘾君子"脱瘾，还自编《戒烟简章说明书》分发给吸食鸦片者，宣传鸦片危害，劝导戒烟，挽救烟民于苦海。其施医行善之心正如《戒烟简章说明书》序中所云："秉承父志济世为心，愿以所制奇药贡献社会，虽不能强种富国，亦足以救弊补偏于万一也。"1934年，蒲湘澄先生任渠县三汇戒烟所主任，1935 年任射洪县戒烟社主任医生，1937 年被政府任命为四川省第十四区民众戒烟医院院长，并在广元、昭化等地设立分院。他自制的戒烟药和戒烟方法，先后经 1500 多人试用证明效果良好，赢得较好口碑，被称赞为"是乃仁术""黑化福音"。

蒲湘澄先生还不畏艰险为红军、当地民众诊治疫病。1933 年，红四方面军徐向前部所在的通江、南江、巴中地区疫病流行，蒲氏与父亲一起组织 19 人的"医疗救济大队"，前往救治。鉴于川陕革命根据地缺医少药，蒲氏父子率救治队自带医药用品四十八担，为红军及当地百姓义诊送药，直到疫情缓解，才返回家乡。回家不久，时值安县一带霍乱流行，蒲湘澄先生又组织人员和药品，前往安县参加防治工作，研制了治霍乱的济世丹，治疮疡的白云丹及复明如意丹等施药于民。

20 世纪三四十年代，蒲湘澄先生凭借精妙的医术、崇高的医德而享誉川北各县。有人称赞他"针灸妙术并良方，何幸书来授一堂；取穴分经攻腠理，得心应手起膏肓；春风对尘唯恩久，化为频沾教泽长；保令大和培国脉，仁民寿世庆无疆"。

中华人民共和国成立后，四川多地痢疾流行，蒲湘澄先生毫不保留地献出良方，介绍自己针药并用治疗本病的经验和体会。1958 年 7 月，四川一些地方流行钩端螺旋体病，蒲湘澄先生不顾患有慢性肺病，坚持在眉山县工作近 50 天，完成血吸虫病、钩虫病防疫任务。疫区天气炎热，生活、工作环境都十分艰苦，他毫无怨言，几乎天天巡诊，到乡村卫生院察看病人，晚上还与大家讨论治疗方案，先后施药、针灸治疗 1000 多人，深受病人称赞，并得到相关部门表彰。

三、热心办学，传播医学

1929 年，时国民政府卫生部通过《废止旧医以扫除医事卫生之障碍案》，中医面临灭顶之灾。为了中医的传承和发展，四川多地举办中医传习所、针灸讲习所，蒲湘澄先生因医术高超、尤精针灸，被各地"争迎办学"，负责教授针灸。1938～1946 年，蒲湘澄先生先后在射洪、绵阳、广元、剑阁、彰明、蓬溪、三台等地，举办"针灸班""国医讲习所"等共 16 期，每期授课时间约 3 个月，人数总计达 700 多人。

1954 年，蒲湘澄先生调入四川省成都中医进修学校担任教学工作，1956 年成立成都中医学院后，任成都中医学院针灸教研组主任，致力于中医、针灸专业人才的培养。蒲湘澄先生以渊博的中医针灸学识和丰富的教学经验，先后为中医高级研修班、中医师资班、中医进修班、西学中班、医学系等各种层次学员、学生讲授针灸学，受教学生达千余人。教学中他无私传授针灸理论、针灸技能，他说："在过去，生怕别人拿去自己的真本领，而现在，就是生怕别人拿不去。"蒲湘澄先生注重理论联系实际，为了让学生准确掌握经络循行、腧穴部位，分清模型与真人的区别，他以身示教让学生做点穴实习。为了让学生理解课上学到的理论知识，他常常带领学生上门诊、查病房，在现场边诊疗，边为学生讲解。他说："国家办大学培养人才，不能让同学失望，一定要把他们教好。"

1958 年，蒲湘澄先生因"在继承发扬祖国医药学方面表现积极成绩卓著"，被卫生部授予金质奖章和奖状。因工作出色，1959 年，他作为四川省特邀代表，出席了北京"全国群英会"，并参加"建国 10 周年庆祝大会"，还受邀到天安门城楼观礼。

临床经验

川派中医药名家系列丛书

蒲湘澄

蒲湘澄先生一生兢兢业业将所学运用于临床，对内、外、妇、儿、五官各科均有研究。先生临证 40 余载，治疗病人、病种无数，临证善用针灸外治，常常针到病除，令人惊叹。蒲湘澄先生广泛学习，积累了不少治疗经验，针灸临床强调经络辨证、善用特定穴、重视病机分析、强调辨证选穴、施术。临证还常根据病情，在针灸治疗的同时配合中药内服，充分体现其"针灸与汤药并重，不可偏堕"的学术思想。

一、医案

1. 内科病医案

（1）头痛

1936 年春，蒲湘澄先生应邀至昭化讲学，途经苍溪。有一道人登门求医，自诉患头痛，左右交作，兼眩晕 5 年余，经多方治疗无效，遂前来求治。

先生诊断为病在少阳之经，治以疏转少阳经气，佐以平肝息风。针灸取穴风池、外关、百会、攒竹，其中风池、外关、百会针用泻法，攒竹点刺出血，当日刺后，病情明显减轻。经三次治愈，病症全消，疗效立竿见影。

头痛可以单独出现，亦可以见于其他疾病过程中。先生于《中医实验谈·卷一》中指出："头痛一证，各经皆有，不独一经也。然诸阳之气上会于头，诸髓之经上会于脑。由于病人气弱，清扬之气不能上升，邪气乘之，阻其机轮运化，致令头痛。"说明头为诸阳之会，外感及内伤上扰清窍则见头痛。蒲氏强调根据头痛部位及兼证进行分经辨证。"太阳头痛，其病在督脉各开一寸半，其病必现项背强痛、恶风、恶寒之症状……阳明之头痛在额角，兼见前额连眼眶胀痛，鼻塞流清涕、自汗、发热……少阳之头痛在侧，及耳之前后，兼见寒热往来、口苦咽干、目眩……少阴头痛脑连颊齿，兼见少气懒言欲寐，或背微寒等状……厥阴之痛在颠顶，兼见消渴、心中疼热、食则吐蚘……然太阴之脉不上头，故无头痛。若头顶痛者名曰正头风……若气虚头痛者，耳如蝉鸣，九窍不利……血虚头痛者，夜较白日更重……偏头痛者名曰偏头风。"详细论述头痛的六经辨证及气血虚弱所致头痛的辨证要点。本案道人所患头痛，左右交作，痛而兼眩，符合少阳头痛辨证要点，故诊为病在少阳。

先生在《中医实验谈·卷一》中详述分经治疗头痛的针灸处方。"太阳头痛治宜风池、攒竹、委中、风门；阳明头痛治宜头维、合谷、足三里；少阳头痛治宜外关、天井、绝骨；少阴头痛治宜通里、少海、大钟、照海；厥阴头痛治宜太冲、内关、肝俞"。头痛的辨证取穴为"正头风治宜上星、合谷、水沟、外关、百会；气虚头痛治宜气海、关元、涌泉、膻中；血虚头痛治宜膈俞、肝俞、心俞、通里；偏头痛名曰偏头风，治宜列缺、合谷、太阳、太阴、风池、率谷、外迎香、内迎香"。整个处方体现了局部取穴、分经取穴及辨证取穴的特点。

本案道人的头痛，痛在头之两侧，典型的少阳头痛，故取胆经风池穴疏利少阳，通经止痛，体现了蒲氏循经取穴的原则，也印证《针灸实验歌诀》"本经有病本经求"的选穴思路；局部选用督脉百会以清利头目，通阳止痛；取手少阳三焦经之络穴外关以清泻三焦实热，因三焦经经脉"系耳后，直上出耳上角"，其部位亦为头的左右，体现"经脉所过，主治所及"循经远取的原则。综合本病的症状，为实证头痛，故以上三穴操作用泻法以泻少阳实邪。最后取攒竹穴放血，以疏利头部气机，泻邪止痛。

本案针刺治疗3次而愈，蒲氏治疗单用针刺，未用中药。若病情深重，亦可配合汤药加强疗效。《中医实验谈·卷一》记载了头痛的治疗方药，以潜阳汤治疗头痛如裂，面白无神，口不渴，脉弱，舌青滑，药用细辛一两姜汁炒、附子八钱、龟板二钱、甘草五钱；以玉真丸治疗肾气不足，气逆上行，头痛不可忍，药用硫黄二两、煅石膏一两、半夏一两、硝石一钱五分；茶调散治诸风上攻，头目昏重，偏头痛；定痛太阳丹治一切偏正头风，药以天南星、川芎各等分，莲须、葱白各一把；用民间验方川乌五钱、草乌五钱、川芎一两、僵蚕五钱治一切偏正头风，其中川乌、草乌必须久煎，以免中毒；以硫黄一钱、川椒去子三分治疗偏正头风；用川芎五钱、白芷三钱、北细辛五分、蔓荆子三钱活血祛风止痛；以驱风定痛汤治疗一切风火头痛，药以白芷三钱、藁本三钱、升麻三钱、防风三钱、羌活三钱、延胡索四钱、菊花二钱、天麻二钱、细辛八分、生姜三片。

（2）面痛

徐某，女，60岁，退休工人。1956年1月8日就诊。患者面部疼痛8年，以左面痛牵引头角隐隐作痛，日发40余次，每次持续10分钟。服镇静药物，疼痛只得暂行缓解，仍频发为患，发病时面痛，且肌肉眴动，不能自主；神情苦闷，面色少华；舌淡少津，脉细弦。

蒲湘澄先生诊为"面痛"，治以祛风活络，通经化瘀，取下关、合谷、攒竹、太阳、头维、足三里。因病情日久，反复不愈，施以持续强刺激手法，治疗2周，疼痛减轻，发作次数减少。又经7周治疗，完全治愈。3个月后随访，自述无复发。

面痛类似西医学的"三叉神经痛"。三叉神经痛是在三叉神经分布区域内以阵发性剧痛为特征的疾病，发作时其疼痛性质呈刀割样、闪电样、火灼样，且发作频繁，说话、洗脸、吃饭等动作皆易引起疼痛，病人常痛苦不堪，而西药治疗往往不能持久。

《素问·奇病论》言："帝曰：人有病头痛，以数岁不已，此安得之？名曰何病？岐伯曰：当有所犯大寒，内至骨髓，髓者以脑为主，脑逆故令头痛，齿亦痛，病名曰厥逆"。此处所谓"厥逆"的病因、主症与面痛相似，是对本病的最早记载。《难经·六十难》载："手三阳之脉，受风寒，伏留而不去者，则名厥头痛，入连在脑者，名真头痛。"指出手三阳经为头面疼痛的主要受病经脉。《普济本事方》云："脑逆故会头痛，齿亦痛，乃厥逆头痛也。邪气逆上阳经而作痛，甚则发厥，头痛，齿亦痛。"《证治准绳》载："患颊车痛，每多言伤气，不寐伤神则大发……皆如针刺火灼，不可手触，及至口开，言语饮食并废，自觉火光如闪电，寻常涎唾稠黏如丝不断，每劳与饿则甚，得卧则稍安。"对本病的症状描述甚为详尽。《张氏医通》云："鼻颊间痛或麻木不仁，如是数年，忽一日，连口唇、颊车、发际皆痛，不能开口言语，饮食皆妨，在额与颊上常如糊，手触之则痛。"对面痛的认识更为生动具体。中医学认为，面痛多为外感六淫、内伤七情、饮食失调等致风邪热毒内蕴成瘀，或肝胃气滞内郁化火，上扰少阳、阳明经脉，气血阻滞不通，不通则痛。正如《证治准绳》所说："面痛皆属火盛。"《张氏医通》亦言："面痛……不能开口言语，手触之即痛，此阳明经络受毒传入经络，血凝滞而不行。"先生从中西医不同角度认识面痛，并以此指导临床诊治。其在1956年主编的《针灸学》教材中论述面痛时说："（面痛）病因：常因鼻腔疾病、牙病、耳病、流感、贫血、风湿、子宫疾病等，诱发三叉神经痛。症状：三叉神经自脑发出后，分成左右各三支，分布于颜面部。因此，受病的分支不同，便在不同部位发生疼痛现象。第一支分布在前额、鼻上部及鼻尖（不包括鼻翼）以及两眼上部，所以发病时其痛便在额及上眼眶等处；第二支分布在眼下部、上颌部、鼻翼，其痛即在上颌、下眼眶、上齿龈等处；第三支分布在下颌及颞颥部，其痛便在下颌神经、颏孔附近，以及听会区域。诊断：根据疼痛剧烈发作、有镇痛点等诊断之。第一支以眶上神经痛为最常见，在眶上孔部，尚有镇痛点；第二支常在眶下作痛，在眶下部有压痛点，但本支作痛较少发生；第三支常在头部、下颌等处作痛，尤以下齿槽受病为多，在颏孔压痛点，不过第三支的疼痛发生更少。治疗：第一支痛选取攒竹、头维、太阳、丝竹空、风池、合谷；第二支痛选取四白、巨髎、迎香、下关、口禾髎、水沟、合谷；第三支痛选取颊车、头维、大迎、承浆、地仓、合谷。以上各支疼痛，均先治合谷，再依其分布区域，分别配合穴位治疗。"结合神经解剖学知识，指出面痛的常见病因，总结不同神经分支病变的症状特点以及诊断要点，指出面神经第一支痛为临床最常见，并根据定位诊断指导针灸取穴治疗，提出取相应神经分支临近穴位疏通局部经络气血为主的治疗思路，强调大肠经原穴合谷在面痛治疗中的重要性。

本例面痛病程长，以左面痛牵引头角隐隐作痛为主症，故当属面神经第一支痛。故先生选取攒竹、头维、太阳等面神经第一支痛所常用穴位为主治疗。病人面痛发作频繁，且发作时肌肉𫍲动，不能自主，神情苦闷，面色少华，舌质淡少津，脉细弦，当为风邪热毒内蕴成瘀，气血瘀滞，内郁化火，上扰少阳、阳明经脉，气血阻滞不通而致痛。先生分析其病因病机认为，"本例面痛，手足阳明经为主，病位于经脉循行之处，以本经有病本经求论治。"正如《中医实验谈·卷三》"取穴要言"所云："病在何经，即在何经下手找穴，先以受病之经井荥输经合各大穴道，审查用指按定。"而但凡疼痛，病机都不外"不通则痛，不荣则痛"两端。另外，本病病程长，治疗不能求速愈，因"久病多瘀"，针刺宜强刺激破瘀止痛，且每日针刺次数应倍于其他普通面痛者。其选穴以局部穴为主，如下关、攒竹、太阳、头维疏通局部气血，经络得通，疼痛可止；取手阳明大肠经原穴合谷，发挥其"面口合谷收"循经远取作用；取足阳明胃经合穴足三里补益气血，使"正气存内，邪不可干"。诸穴配合，攻补兼施，终至痊愈。

（3）中风

马某，男，55岁，干部。1958年1月4日就诊。有高血压病史8年余，10天前自感左侧肢体活动不便，睡眠差，头痛，语言不利，心烦，病情日渐加重。5天前出现左侧瘫痪，经附近医院救治，效果不佳。就诊时左侧半身不遂，牙关紧闭，面赤潮红，舌强，语言不利，口眼歪斜，烦躁阵作，舌质红少津，苔黄腻，脉弦数有力。

蒲湘澄先生诊断本案为"中风（闭证）"，治以潜阳息风、活血化瘀、疏经活络。取太冲、百会、风府、水沟、十宣、足三里、三阴交。针用泻法，佐以点刺出血，经针灸治疗三月余，病人语言、运动功能恢复正常。嘱再针10次以巩固疗效，后痊愈。

先生根据临床所见，认为"中风一证，猝倒无知，危在顷刻，大病也，亦急病也。当其发现之初，易致忙乱，无从主裁"。说明该病为危急重症，易致死亡。临床症状以"口眼歪斜、不省人事、半身不遂、口噤流涎等症"为主。先生指出"外邪一入，内风乘起"为中风的重要病机。《中医实验谈·卷一》详论中风发病机理："风者天地之正气，人在风中，如鱼之在水，离风顷刻，则能毙命，是人活一口气，实活一口风也。何以中风反致速死乎，要知和风生人，贼风杀人，非风之有和有贼也。人之气旺，风气入而温和融洽，则为和风；人之气衰，风气入而寒热动撼，则为贼风。故气虚于何处，风入而空洞欺扬，遂觉难受，而有脱证。若气为贼邪阻滞，风不能入，内无生气调适，遂形闭塞，而有闭证。故多人同居一处，同在一时，中者自中，不中者自不中，故知在各人之正气足与不足也。"说明中风发生的根本原因在于"总由病人之正气不足，邪乃侵之"，即正气亏虚，邪风侵袭而导致中风的发生。在分析正气亏虚的原因时，蒲氏根据不同年龄病人的实际情况指出："若少壮之人，体质肥胖太过，发泄太甚，内以空虚，兼之不慎于房欲，以致肾经亏损，肾为人身立命之基，外受风邪所中内即乘之。若老年之人，气血双虚，外邪一入，内风乘起。"说明肥胖痰浊内盛、房劳太过及年老体虚是导致中风的重要内因。蒲氏还非常重视风痰交阻在中风病机中的重要作用，"但风痰之于人身，为患甚大。风善行而数变，由毫毛而直入肌腠，由肌腠而直入脏腑，有如矢石之中人也。故邪入经则现体重，邪入络则肌肤不仁，邪入腑即不省人事，邪入脏则语言难出，口吐沫涎。然风甚则痰生，风壅则痰阻，滞塞经络，血脉不通"。说明风邪侵袭，经络气血阻滞不通，痰浊内生。风壅痰阻是中风加重的重要病机。

先生根据邪气的不同将中风分为中风证和中痰证。其证候特点为"肥人中痰，瘦人中风。中痰者喉中痰响有声，中风者面色青白，口眼㖞斜，手足拘挛，牙关紧闭"。根据虚实的不同，中风又分为闭证、脱证，即"闭则手拳，脱则手散，闭由邪盛，脱由正虚"。本案病人马某症见左半身不遂、牙关紧闭、面赤潮红、舌强、语言不利、口眼㖞斜、烦躁阵作，舌质红，苔黄腻少津，脉弦数有力，故先生诊断为中风（闭证）。

《中医实验谈·卷一》记载了中风的针灸取穴："百会、关元、气海、中极、风池、风府、风门、合谷、足三里、涌泉、水沟、太冲、承浆、大椎、中脘、肩髃、曲池、环跳、地仓、颊车、十二经井穴。中痰加天突、膻中，闭证加十宣。"方中风池、风府、风门、大椎祛风逐邪；合谷、太冲为"四关穴"，长于通窍泻实，两穴均为原穴，《灵枢·九针十二原》指出五脏疾病可取原穴治疗。《中医实验谈·卷三》十二经原穴曰："原穴者，乃交经之处，统管气血之所，凡治病多用之。"可见，蒲氏重视原穴在疾病中的运用。中风取手阳明大肠经原穴合谷通调阳明经气，足厥阴肝经原穴太冲调和五脏；百会、涌泉可滋阴潜阳，引火归元；水沟、承浆、十宣善启闭开窍，泻实祛邪；关元、气海、中极可回阳固脱，固元补气，针对本病的根本病因"正气不足，邪乃侵之"加强扶正之效；足三里、中脘、天突、膻中有宽胸理气、健脾豁痰之功；十二经井穴可接续十二经经气，实为"大接经"之法，是金元时期名医张元素所创的中风病经验方；再配以肩髃、曲池、环跳疏通局部经络，治疗肢体瘫痪；地仓、颊车疏调面部经络气血，缓解口㖞、牙关紧闭。本案病人为中风闭证，治疗选取太冲清肝息风，百会、风府、水沟、十宣开窍醒神；足三里、三阴交健脾和胃，祛痰化瘀；太冲、三阴交相配，加强滋阴潜阳之力。因闭证属实，故本案操作以泻法为主。

本案经针刺三月余，最后痊愈。临床也可根据病人情况，适当运用中药汤剂配合治疗，《中医实验谈·卷一》记载了中风的治疗方药，以四逆汤治疗中风脱证，阳气欲绝；以小续命汤治疗中风闭证，药用防风六钱、附子一两、麻黄五钱、防己五钱、人参五钱、黄芩五钱、桂心五钱、芍药五钱、川芎五钱、杏仁五钱、甘草五钱、生姜一两；以六君子汤治中风半身不遂、口眼喎斜偏于左侧；用四物汤治中风口眼喎斜偏于右侧，并治一切血热、血虚、血燥诸证；以三生饮治疗中风牙关紧闭，两手握拳不散，药用生川乌二钱、生南星二钱、生附子三钱、防风五钱、木香二钱，气虚者加人参八钱；以稀涎散治疗中痰牙关紧闭；用涤痰散治疗痰迷心窍，舌强不能言；以控涎丹治疗顽痰留滞经枢，周身痹痛或胸胁滞痛；以真武汤治疗中痰不省人事；用姜附茯半汤行水化痰，回阳救逆。

先生不但在中风病的治疗方面有丰富的经验，同时非常强调对该病的预防。蒲氏指出，中风发病初期常在小腿外侧及手指关节出现麻痹或十指震颤等中风预兆，此时若不及时治疗，轻则半身不遂，重则殒命丧身；若由于气脱肾绝而出现遗尿者，即使当时不死，亦不过苟延残喘，预后极差。因此，一旦出现中风预兆，必须积极预防。蒲氏认为，中风发生的根本原因在于"病人之正气不足，邪乃侵之"，故当重灸百会、气海、中极、命门、中脘、八邪、八风、合谷、足三里等穴预防发生。方中百会、气海、中极、命门、足三里具有极强的辅助元气之效；胃募中脘健脾和胃，祛痰通络；八邪、八风、合谷通经祛邪。除采用艾灸预防中风外，还可配合中药内服加强治疗作用，方选黄芪桂枝五物汤、风引汤（大黄四钱、干姜四钱、龙骨四钱、桂枝三钱、寒水石六钱、滑石六钱、赤石脂六钱、白石脂六钱、紫石英六钱、石膏六钱、知母一钱、蛎粉二钱、甘草二钱）、候氏黑散（菊花六钱、北辛五分、茯苓三钱、牡蛎三钱、白术三钱、防风三钱、人参三钱、黄芩三钱、当归三钱、川芎三钱、干姜三钱、桂枝二钱、桔梗二钱、矾石二钱）等均，为预防良方。

（4）癫痫

葛某，女，10岁，学生。1958年12月26日就诊。6天前夜间突发神志不清，双目上视，口吐涎沫，四肢抽搐阵作，痴呆不语。1个月前曾出现上述各症，到四川医学院急诊住院，症状改善，发病原因待查出院。病人头痛、头昏二月余。智力减退，神志阵有不清，反应迟钝，表情痴呆，记忆力差。发病时，四肢抽搐，口吐涎沫，角弓反张，口噤不开，持续时间4～5分钟。睡眠、饮食均不佳，二便正常；舌质红，苔薄白，脉沉细。

蒲氏诊断为癫痫，治以醒脑开窍，安神定志，涤痰息风。选取风府、哑门、通里、水沟、身柱、照海、百会、廉泉、合谷、太冲，以水沟、哑门、身柱、合谷、太冲为第一组，风府、百会、照海、廉泉、通里为第二组，针用平补平泻手法，两组交替使用，每日针刺 1 次。药用茯苓 16 克、半夏 10 克、石菖蒲 6 克、僵蚕 8 克、全蝎 4 克、天麻 6 克、荆芥 10 克、诃子 6 克、磁珠丸 3 克、胆南星 3 克、黄连 6 克、陈皮 6 克、甘草 6 克。治疗 3 个月后，癫痫未再发作，神志清楚，语言表达自如，能随人唱歌。随访两年无癫痫发作，确定为痊愈。

　　癫痫，又名痫病，俗称羊痫风，是一种反复发作性神志异常病症。临床以突然意识丧失甚则扑倒、不省人事、强直抽搐、口吐涎沫、两目上视或口中怪叫、移时苏醒、一如常人为特征。发作前可伴眩晕、胸闷等征兆，发作后常有疲倦乏力等症状。《素问·奇病论》载："人生而有病癫疾者……病名为胎病，此得之在母腹中时，其母有所大惊，气上而不下，精气并居，故令子发为癫疾也。"首先提出"癫疾"之病名，并指出其发病与先天因素有关。《丹溪心法·痫》阐释痫证的病机为"痰涎壅塞，迷闭孔窍"，强调痰迷心窍引发本病。蒲湘澄先生在《中医实验谈·卷一》中指出："此病多发于肝肺两经，邪气犯肝，则肝木不疏，不能遂其发疏之性。郁而为热，燥气上炎，则脑经错乱。而肺乃清虚之府，不容分毫阴邪，若经寒湿诸邪干犯，肺气失权，则痰涎壅滞而不行，阻塞清道。但肺居至尊之位，一受邪克，必下犯于心，则君火不能上达。君主失权而痰迷心窍，神志不清之症现也。"蒲氏认为本病由火气上扰清窍，风痰闭阻神明，蒙蔽心主所致。故症见头痛、头昏，神志不清。火性属阳邪，病在阳者多主风，风胜则四肢抽搐，甚则角弓反张。痰阻心主，则口吐涎沫，神昏不语。蒲湘澄先生还强调痫证需与癫证、狂证相鉴别，《中医实验谈·卷五》载："癫者，胡言乱语而无层次也。痫者，形如痴呆又有忽然昏倒不省人事，口出涎沫，手足抽搐，或作羊牛马声，即俗所谓母猪疯、羊儿疯等是也。狂者，癫之盛，狂叫乱骂，登高而呼，弃衣而走，不避亲疏是也。"将癫、痫、狂三证的证候特点加以区别。

　　本案病人发病时神志不清，双目上视，口吐涎沫，四肢抽搐，角弓反张，口噤不开，持续时间 4~5 分钟，故蒲湘澄先生诊断为癫痫。蒲氏治疗本病常选取百会、风池、风府、太阳、合谷、曲池、尺泽、足三里、环跳、肩髃、绝骨、太冲、水沟、阳陵泉、昆仑、大椎、气海、关元、肝俞、肾俞、脾俞、胃俞、八风、八邪、十宣等穴。百会、风池、风府、太阳清利元神，肝俞、肾俞、脾俞、胃俞、气海、关元调补脏腑真气，环跳、肩髃、绝骨、太冲、阳陵泉、昆仑、八风、八邪息风止痉，合谷、曲池行气豁痰，水沟、十宣开窍醒神，大椎泻热逐邪，尺泽清肺祛痰，足三里健脾养胃、和中化痰。本案病人头痛、头昏，智力减退，神志阵有不清，反应迟钝，痴呆不语，记忆力差，睡眠、饮食均不佳，二便正常，舌质红，苔薄白，脉沉细。当为痰浊壅塞，肝阳化风，痰随风动，风痰闭阻，上干清窍所致。因此，蒲氏以醒脑开窍、安神定志、涤痰息风治疗。《难经·二十九难》云："督脉为病，脊强而厥。"角弓反张为癫痫的主要症状之一，故重取水沟、风府、哑门、身柱、百会等督脉要穴治疗。水沟可醒脑开窍，风府祛风解痉，百会安神定志。身柱为治疗癫痫的重要穴位，先生在《中医实验谈·卷三》中记载："余治小儿角弓反张及成人癫痫，针之甚效，用灸则效力不大，唯小孩针勿过深，身瘦者至深三四分即可也。"哑门是治疗喑哑、舌强不语的重要腧穴，但宜针不宜灸，《中医实验谈·卷三》载："此穴禁灸，灸之喑哑，此古人之经验语也。然余治舌强难言之症，恒取用之，轻灸难有功效，若重灸，则舌强之症减轻，而声带滞难言之病加重，故希学者勿心存试尝，最好不必用灸。"《备急千金要方》载："廉泉、然谷，主治舌下肿难言，舌疭涎出。"因此，取廉泉利咽开音，合哑门治疗舌强不语。王叔和《脉经》曰："癫痫瘛疭，不知所苦。两跷之下，男阳女阴。"本案病人为女性，故取通阴跷脉的照海穴治疗。通里为心经络穴，有宁心安神之效。合谷、太冲分别为手阳明大肠经和足厥阴肝经之原穴，两穴合用名为四关穴，可调周身气血，达息风止痉之功。病人年纪尚小，故将穴位分两组交替使用，减少每次的刺激量，增强其对治疗的接受度，以期坚持治疗。

因病情较重，故先生配合中药治疗。以石菖蒲、半夏、白芷、诃子、胆南星、陈皮豁痰开窍，茯苓、磁珠丸安神定志，僵蚕、全蝎、天麻、荆芥息风止痉，黄连清热解毒开窍，甘草调和诸药。诸药合用，共奏醒脑开窍、安神定志、涤痰息风之功。因针药并用疗效更佳，故治疗 3 个月后，患者诸症皆消。随访两年癫痫未再发作，确定痊愈。

（5）胃痛

果基木果，男，56 岁，州长。1958 年 3 月 2 日就诊。胃脘部疼痛 1 年余，疼痛逐渐加重，于四川医学院及凉山州医院诊断为浅表性胃溃疡。病人平时长期大量饮酒，饮酒后则疼痛加重。现胃痛彻背，牵引胸胁，嗳气，吐水，胀满疼痛而拒按，触诊则胀痛更甚。常伴头昏、心烦不适、精神倦怠，饮食、睡眠均差，常解黑色大便，小便短时黄，舌淡红，苔白，脉沉细弦。

蒲湘澄先生诊断为胃痛，治以疏肝理气，益血生肌，调和脾胃。取足三里、脾俞、胃俞、至阳、中脘、内关、阳陵泉、膈俞、血海治疗。足三里、脾俞、胃俞、至阳、中脘、内关、阳陵泉针用泻法，膈俞、血海用艾条灸。方用疏肝理气方（丹参20克、台乌15克、砂仁10克、木香10克、黄连3克、半夏10克、佛手15克、柴胡10克、白芍20克、獭肝粉6克冲服、百合20克、建曲15克、吴茱萸3克、苏合香15克、甘草10克），益血生肌方（党参30克、乌贼骨30克、三七粉6克冲服、白术15克、当归12克、木香10克、黄芪30克、生地15克、白芍20克、仙鹤草12克、白及20克、熟地黄10克、川贝粉6克冲服、丹参20克、血余炭15克、炙甘草10克），调和脾胃方（党参30克、白术15克、当归12克、木香10克、黄芪30克、茯苓15克、黄连3克、木香10克、炒扁豆30克、苍术6克、生谷芽30克、建曲15克、陈皮10克、鸡内金15克、苏合香10克、糯米草30克、甘草10克），以上各方交替水煎服。针、灸、药合用，治疗四月余，疼痛消失，饮食增加，未再出现黑色大便。嘱忌辛燥、生冷饮食，禁酒。随访1个月，疗效稳定。

胃痛，又称胃脘痛，是以上腹胃脘部近心窝处疼痛为主症的病症。《灵枢·邪气脏腑病形》载"胃病者，腹䐜胀，胃脘当心而痛"，最早提出胃脘痛之名。古代文献多称胃脘痛为心痛，与属于心经本身病变的心痛相混淆。如《伤寒论·辨太阳病脉证并治》云："伤寒七日，结胸热实，脉沉而紧，心下痛，按之石硬，大陷胸汤主之。"《外台秘要·心痛方》云："足阳明为胃经，气虚逆乘心而痛，其状腹胀归于心而痛甚，谓之胃心痛。"以上所说心痛皆为胃痛，可见心痛与胃痛在临床症状上具有相似性。因此，先生在《中医实验谈·卷二》强调："夫心痛者，乃邪犯心包经络，或胃脘受邪所致。夫胃之上口，即络于心而部位离心不远，世人以胃痛云心痛，非真心痛也。夫心者，君主之官，神明出焉，不受丝毫外邪干犯者也；若真心痛，则爪甲青黑，朝发夕死，不用救治；其他所云痛者，皆包络与胃脘耳，有寒邪、热邪之分。"阐明了心痛与胃痛的鉴别要点。《素问·六元正纪大论》说："木郁之发，民病胃脘当心而痛。"《灵枢·经脉》言："脾足太阴之脉……入腹属脾络胃……是动则病舌本强，食则呕，胃脘痛，腹胀善噫，得后与气则快然如衰。"提出胃痛的发生与肝、脾相关。蒲氏认为，饮食积聚、饮酒过多，胃中清气下陷；七情内伤，或食辛燥之品，均可导致本病发生。凡痛则不通，通则不痛。久郁则气滞，滞则生热，热盛则痈疡生，即西医所谓胃溃疡。《素问·病能论》云："沉细者气逆，逆者人迎甚盛，甚盛则热。人迎者胃脉也，逆而盛，则热聚于胃口而不行，故胃脘为痛也。"指出胃痛的特殊脉象。胃痛牵引胸胁者，乃胃气涉肝的病理反应。

本案以胃脘部疼痛为主症，故先生诊断为胃痛。蒲氏治疗本病，常取内关、上脘、中脘、鸠尾、足三里、肝俞、膈俞、间使、胃俞等穴治疗；心烦不寐、心悸不安者，加神门、灵道、解溪、涌泉。其中，上脘、中脘、足三里、胃俞温补中焦，祛邪止痛；内关、间使、鸠尾、肝俞、膈俞行气止痛。心烦而惊悸不寐，则加神门、灵道养心安神，解溪、涌泉滋阴泻火。中药以大建中汤治疗脘腹寒痛、呕而不能食；九痛丸（附子三两、干姜、人参、吴萸、巴豆各一两）治疗阴气上冲、寒邪流注脘腹；厚朴七物汤（厚朴八钱、枳实五钱、大黄四钱、桂枝四钱、甘草六钱、生姜一两、大枣六枚）治疗胃痛、腹痛；平胃散治疗湿阻中焦、痞满而痛；理中汤治疗胃寒痛、下利者；大黄木香汤（大黄六钱，木香三钱，当归五钱，苏叶、甘草各三钱，白蜜半杯）治疗热痛拒按；调胃承气汤治疗胃气不和、胸中痞满或伤寒吐后腹部胀满；香元散（香附、郁金、延胡索各一两，木香二钱）治疗胃痛、腹满；丹参饮（丹参一两、檀香、砂仁各二钱）治疗胃痛；百合汤（百合一两、乌药四钱）治疗胃痛服热药后痛尤盛者；或以桂心五钱、台乌四钱治疗胃寒痛。但蒲氏临床治疗以辨证论治为准则，证候不同，则同病异治，不固守一法一方。本案患者长期大量饮酒，凡饮酒后则疼痛加重。胃痛彻背，牵引胸胁，嗳气，吐水，胀满疼痛而拒按，触诊则胀痛更甚。常伴头昏、心烦不适、精神倦怠，饮食、睡眠均差，常解黑色大便，小便短黄，舌淡红，苔白，脉沉细弦。当为饮酒如浆，蕴湿生热，伤脾碍胃，气机壅滞所致。热盛则生为胃痛，气滞则肝郁不舒，故治以疏肝理气、益血生肌、调和脾胃。足三里为胃之下合穴，中脘为胃之募穴、腑之会穴，可通调腑气，和胃止痛；配合脾、胃之背俞穴更增调和脾胃之力，病由脾胃受伤所致，治疗以调理脾胃为主，体现《素问·阴阳应象大论》"治病必求于本"之意。足三里、中脘二穴是先生治疗胃痛的必用腧穴，《中医实验谈·卷三》记载（足三里）"此穴应用范围非常广泛，唯胃痛呕吐、食滞痞满、泄泻之症，疗效显著，虚衰食少之人多用灸治"；而"上、中、下三脘，均治胃部诸疾，唯中脘疗效最高，人多畏惧用针，不知凡针腹部诸穴，均是仰卧，内脏均向下方靠挤，凡肌肉肥厚之人，虽针寸许亦不能透过脂肪刺伤内脏，一般针五六七分当不足为虑也。腹部用针比胸背安全。但三脘用针务不宜饱，饱则胃部满实，针深恐刺及胃，亦不宜饥，饥则恐其昏晕"。至阳为近部取穴，疏通经络，缓解疼痛，为治疗胸背痛、胃病及虚弱性疾病的重要穴位，《中医实验谈·卷三》记载其主治腰背痛、胃中寒不能食、胸痛、背恶寒、身倦羸弱、黄疸。内关亦为先生治疗胃痛的必取腧穴，《中医实验谈·卷三》言"余治胃部作痛，恒取用之"。该穴为手厥阴心包经之络穴，沟通三焦，可理气降逆；《难经·二十九难》云"阴维为病苦心痛"，内关通阴维脉，故可畅达三焦气机，和胃降逆止痛。阳陵泉为胆腑下合穴、胆经合穴，肝胆互为表里，故可调理肝胆气机，疏肝解郁。膈俞为血之会穴，配伍血海可行气活血，益血生肌。

患者病情较重，故先生配合中药汤剂治疗。疏肝理气方用台乌、木香、佛手、柴胡、白芍、丹参、百合、吴茱萸、獭肝粉活血疏肝，行气止痛；建曲、砂仁、黄连、半夏、苏合香、甘草健脾和胃，理气止痛。益血生肌方以党参、白术、炙甘草益气健脾，补气血生化之源；三七、当归、木香、黄芪、白芍、熟地黄益气补血生肌；生地黄、川贝养阴清热；乌贼骨、仙鹤草、白及、血余炭收敛止血。调和脾胃方以党参、白术、茯苓、苍术、陈皮、木香、苏合香行气健脾燥湿；黄连、炒扁豆、生谷芽、建曲、鸡内金、糯米草健脾和胃。针、灸、药合用，谨守病机，标本兼治，故能使诸症皆消，随访一月未复发。

（6）痢疾

郭某，男，52岁，干部。1955年11月15日就诊。患者素有喜食极脆面食之好，4年前曾患痢疾，经中西医治疗，时发时愈，终未痊愈。近两周来，腹痛下痢。现面白少神，精神倦怠，饮食量减，下痢赤白相兼，带有黏液，腹痛，滞下不爽，日行三四次，口渴不喜饮，或只饮少量热汤，舌质淡，脉细弱。

蒲湘澄先生分析认为患者喜食脆面，导致脾胃湿热内蕴，4年前曾罹患痢疾致热邪入于血分，传及肠络，导致下痢赤白，故诊为"休息痢"。治以温中化湿，调理脾胃．取天枢、中脘、百会、命门、足三里、尺泽、承浆。针灸并用，以灸治为主。治疗14次后，大便红白黏液消失，腹痛明显减轻，大便已如常人。经3

个月追踪观察，已痊愈。

先生指出，痢疾的病状为"时欲大便而反不便，起初微有寒热，口中和，脉沉弦。重者下痢红白，里急后重，腹中绞痛异常"。因本病病因病机不同，则症状亦有所不同，"若太阳气化不行，则小便不利，小腹胀痛；如服凉药太过，逼肠下走；肛门有如火灼者，有热毒中藏，液竭阴阳，口渴烦躁，索饮不休者；有服大黄芒硝等药，更加坠胀，伤及脾土者"。先生认为，痢疾病有轻重，疗效亦有不同，即"痢证脉见沉弦微涩者易愈，实大洪数者难医"。提示学者不仅重视痢疾之肠胃症状，更需关注病人脉象以测轻重。

《丹溪心法·痢病》认为痢疾的病因是"湿热为本"，提出"通因通用"的治痢原则。凡此以后，医者治痢多从湿热着手。但《中医实验谈·卷一》认为："痢疾一证，尽人皆知为湿热，厥有由也。盖四五月内，时行热令，六月行湿令，其时决少此病发生，入秋乃有之。夫秋金之气，以收为主，将五六月内向来所受湿热，为秋气所收敛，又因肺金主令太过，肝木受其克伐，自不能遂其发疏之性，内夹相火抑郁，下走刑其大肠，阻其脾气，自然运化之力微也。然肝主疏泄，急欲下利，肺主收敛留滞不行，而里急后重之疾成也。"因此，痢疾与肺、肝、脾密切相关。另外，蒲氏认为痢疾应以虚实立论，即"考各方书，多以红白分寒热，余即不然其说，盖认红白为寒热，而红白界限显然易见，判别应有确切把握也，何古方千百，收效甚少乎？当以病人之虚实验之，较为便捷。夫邪即传于大肠，留而不去，则上干脾肺，下涉胆肝，白者脾肺病也；红者肝胆病也。但白者气伤邪浅而易愈，红者血伤邪深而难疗"（《中医实验谈·卷一》痢证）。进而提出治疗大法，即"白者重调气，红者重和血，调气则后重自除，和血则脓血自化，调气所以治肺，使其收敛；和血所以治肝，顺其疏泄，然痢证病情无所不有，仅可以治肝治肺数言尽之，同道诸公，必讥余言武断，而治肺治肝一语，实为治痢大纲，其他现状须多，总不出六经之外，倘能按经施治，则病无遁形也"。强调痢疾病位虽在大肠，但与肝之疏泄、肺之收敛、脾之运化密不可分，临证当重分虚实，进而与脏腑相连，总结出下痢白者病在脾肺，治疗重在调气；下痢红者病在肝胆，当以和血为主的治疗原则，理清痢疾的治疗思路。但疫毒痢一证具有独有的特征，古代学者鲜有认识，蒲氏指出"至于时毒滑脱虚寒之证，治法与秋燥有天渊之别，当分辨之，若时毒现痢，则发热身疼，里急后重，一村一县，病情相同，按照治疫之法治之，其痢自止"。即疫毒痢存在流行性、普遍性、传染性，治疗以防疫之法，痢疾便止。

先生治疗痢疾取"天枢、大肠俞、外关、中脘、期门、内庭、水分、关元、照海，下痢白者加尺泽、曲池；下痢赤者加小海；如太阳气化不行者加章门、承山、中极；如逼肠下行者加脾俞、关元、章门；液竭阴阳者加关元、气海、中冲、关冲；误服大黄等药而坠者加脾俞、食窦、关元、章门、建里"。以大肠的募穴天枢、大肠背俞穴大肠俞为主，体现蒲氏重视俞募配穴治疗原则；手少阳三焦经络穴外关通调三焦气机，取肝之募穴期门、肾经照海调节肝肾，以胃募穴中脘、小肠募穴关元调理肠胃；胃经荥穴内庭泄实热，水分穴分消水湿，其余治疗便根据临床症状不同进行加减。若病属阿米巴痢疾，则针灸主穴取中脘、尺泽、天枢、关元。有消化不良，加食窦、胃俞、胃仓；发热口渴，加刺关冲、针大陵；久病体虚，加气海、肾俞、胃仓。凡属疾病初起，身体壮实，均以针治为主；若身体虚衰，即令病为新发，也应当慎重用针，而应以灸治为主。

蒲氏认为，本案郭某素有喜食极脆面食之好，导致脾胃湿热内蕴；其病史迁延，时发时愈，症见面白少神，精神倦怠，饮食量减，下痢赤白相兼，腹痛，带有黏液滞下不爽，日行三四次，舌质淡，口渴不喜饮，脉细弱，故诊为"休息痢"。针灸处方取大肠募穴天枢，以疏导肠腑气机；承浆、尺泽治腹痛，特别对绕脐痛有特效。中脘、百会、命门用灸，旨在使中阳得健。胃腑下合穴足三里健运脾胃，大便自调而病自愈。治疗14次疗效确切，回访无复发。

若病情严重，或病人畏惧针灸，亦可用中药汤剂治疗。《中医实验谈·卷一》记载了痢疾的治疗方药，以人参败毒散治疗痢疾初起，发热恶寒；以芍药汤治疗下痢脓血后重，初痢疗效尤佳；以甘芍姜吴木香汤治疗服败毒散后痢尤不止，药用白芍一两、吴茱萸三钱、木香二钱、干姜三钱、炙甘草四钱；以吴萸四逆汤治疗下痢红白，身大热而口不渴或喜饮热汤，舌苔青滑；以附子理中加茴桂汤治红白痢，面白无神，脉微无力；以加味白虎汤治疗痢疾身大热，口渴饮冷，神旺气盛，脉实有力，药用生石膏四钱、柴胡四钱、白芍五钱、厚朴三钱、甘草三钱、杏仁三钱、黄芩三钱、葛根四钱、糯米一合；以大黄黄连泻心汤治疗热毒中脏，口渴烦躁，每日下痢五六次；亦可用木香一两、苦参二两、甘草三两治疗红白痢疾；或用党参五钱、白芍四钱、五味子一钱、茯苓四钱、甘草三钱治疗休息痢。

（7）消渴

刘某，男，81岁，省参事。1959年5月3日就诊。患者口渴多饮，消谷善饥，胸中潮热三年余。经多次检查确诊为糖尿病。反复不愈，故求中医诊治。症见口渴多饮，消谷善饥，心中烦热，坐卧不安，目瞑，神疲肢倦，胃脘部常有不适感。饮食睡眠不佳，大便秘结，小便频数，每日小便15~18次。舌质淡，苔薄黄，脉浮而数。

蒲湘澄诊断为消渴（三消），治以生津增液，滋养肾水，调理脾胃。取穴肾俞、脾俞、足三里、三阴交、太溪、厉兑、中冲。其中肾俞、脾俞、足三里、三阴交、太溪针用平补平泻，一日针刺，一日艾灸，交替使用。厉兑、中冲点刺出血，每日1次。药用生地黄20克、牡丹皮10克、怀山药30克、山茱萸10克、泽泻10克、茯苓20克、知母10克、黄柏10克、甘草10克、天花粉15克，水煎服，3剂。二诊：口渴、消谷善饥、心中烦热有改善。药用怀山药30克、牡丹皮10克、泽泻10克、覆盆子15克、益智仁15克、熟地黄20克、续断15克、桑螵蛸10克、茯苓15克、甘草10克、山茱萸12克、杜仲15克，水煎服，4剂。三诊：小便次数减少，为每日10~13次，精神可，心中烦热消失，无坐卧不安，大便正常。尿糖接近正常值。药用党参30克、白术15克、茯苓20克、陈皮10克、炒扁豆30克、砂仁10克、生谷芽30克、山茱萸15克、天花粉15克、麦冬15克、建曲15克、甘草10克，水煎服，4剂。继服中药10剂，针灸22次后上述各症消失。嘱服人参粉及六君子丸，1个月后复诊，病情稳定。

消渴是以多饮、多食、多尿、乏力、消瘦，或尿有甜味为主要临床表现的一种疾病。《素问·奇病论》载："此五气之溢也，名曰脾瘅。夫五味入口，藏于胃，脾为之行其精气，津液在脾，故令人口甘也。此肥美之所发也，此人必数食甘美而多肥也，肥者令人内热，甘者令人中满，故其气上溢，转为消渴。治之以兰，除陈气也。"提出了消渴之病名，分析其病因病机，并提出了相应治则。《证治准绳·消瘅》云："渴而多饮为上消，消谷善饥为中消，渴而便数有膏为下消。"对三消的临床分类做了规范。《中医实验谈·卷五》曰："问真渴与假渴何分？真渴者，乃口中干渴，喜饮冷凉而多也，又名消渴，是饮水多而能消受，乃热证也。若假渴者，是喜饮热汤而少，亦有多饮者，此乃阴寒太盛，喜欢饮热汤，以救微阳也。但热证必喜冷凉，而寒证必喜热汤，有欲饮而不能饮者亦假渴症也。"指出了消渴与假渴的辨别要点。又云："何谓三消？口大渴而饮水不休者为上消；如饮食善饥，食后不解饥，又饿而索食不止者为中消；如口中渴小便多而频频下利者为下消。"论述了三消的症状特点。另外，蒲氏还对三消的病机做了总结："上消：胃中因热所耗，津液不能上荣于舌本，故消渴。中消：胃中火盛，则现能食善饥。下消：燥热结于下，则饮水无度，小便频而伴有脂液，或小便有糖气味。"可见胃热、肾虚是导致消渴的重要病机。

本案口渴多饮、消谷善饥、小便频数，兼具上、中、下三消临床表现，故诊断为消渴（三消）。症见口渴多饮，消谷善饥，小便频数，心中烦热，坐卧不安，目瞑，神疲肢倦，胸胃部常有不适感，饮食、睡眠不佳，大便秘结，舌质淡，苔薄黄，脉浮而数。证属胃火炽盛，脾气不足，肾阴亏虚，故治以生津增液、滋养肾水、调理脾胃。选取肾俞、脾俞、足三里、三阴交、太溪、厉兑、中冲等穴治疗。其中脾俞、足三里分别为脾经背俞穴和胃腑下合穴，可健脾益胃，泻火养阴，恢复脾运化水谷的功能，使胃火消而饮食正常。《中医实验谈·卷三》载："久病脾虚，脾俞、胃俞均为必用之穴，希勿忽视。"可见蒲氏在治疗脾虚证时对脾俞甚为重视。肾俞、太溪分别是肾之背俞穴和原穴，可益肾滋阴，生津增液。《中医实验谈·卷三》亦记载肾俞主治消渴。肾开窍于二阴，故肾俞、太溪还可通大便，调小便。三阴交是肝、脾、肾三经交会穴，与诸穴配伍，共奏调理脾胃、滋养肾水之功。厉兑、中冲分别为胃经和心包经之井穴，故厉兑刺血可泻胃火而止渴，中冲刺血可除心中烦热。

患者病程较长，年龄较大，且病情复杂，故配合中药汤剂治疗。初诊用生地黄、天花粉、知母、黄柏生津清热，养阴增液；怀山药、茯苓、甘草益气健脾；山茱萸益肾固精。二诊口渴多饮、消谷善饥、心中烦热改善，故去生地黄、知母、黄柏，加覆盆子、益智仁、熟地黄、续断、桑螵蛸、杜仲增强益肾固精缩尿之力。三诊小便频数改善，精神可，心中烦热消失，无坐卧不安，大便正常，尿糖接近正常值，故去覆盆子、益智仁、熟地黄、续断、桑螵蛸、杜仲，加党参、白术、陈皮、炒扁豆、砂仁、生谷芽、建曲、麦冬理气健脾益胃。蒲氏辨证准确，取穴精简，用药灵活加减，故能使患者各症消失，接近常人。又以人参粉及六君子丸善后，培护正气，补养脾胃后天之本，使疗效稳固，病情不再反复。

（8）悬饮

谭某，男，50岁。1942年2月3日就诊。因来蓉经营茶叶，途中不慎感受风寒，出现发热、恶寒、咳嗽。经医治后，发热、咳嗽已止，唯现胁痛、背恶寒不去，又经中西医治疗三月余后，病情仍未见好，故请蒲湘澄先生诊治。现症见：头痛，头眩，胁痛，胸闷背寒，咳喘不能平卧，痰多，咳痰不利，口渴喜热饮，饮食常近灶前，仍觉不温，手足不温，脉沉迟，舌淡而苔滑。前医曾以大剂生附四逆汤治之，连服二十余剂而症不减。

先生诊断为悬饮，证属脾阳虚弱，饮停胸胁证，治宜燥湿化痰，理气和中。先以二陈汤加草果仁服之。处方：法夏20克、茯苓15克、橘红12克、草果仁15克、吴茱萸6克，连服4剂，头痛、胸闷减轻。然胁痛、背寒不减，手足仍感不温，遂于上方合苓桂术甘汤加党参。处方：桂枝12克、白术30克、茯苓12克、炙甘草6克、法夏15克、橘红10克、草果仁15克、党参30克。服3剂后，诸症消失而痊愈。

悬饮一证，因饮邪停于两胁，属窠囊之水，有悬吊之意，故名悬饮。其名始见于《金匮要略·痰饮咳嗽病脉证并治》："饮后水流在胁下，咳唾引痛，谓之悬饮。"表现为胸胁饱满，咳唾引痛，喘咳息促不能平卧。先生在《中医实验谈·卷一》中阐释了本病的病机："《素问·经脉别论篇》曰：饮入于胃，游弋精气，上输于脾，脾气散精，上归于肺，通调水道，下输膀胱，水精四布，五精并行。但此一节经言，不过言平常人饮水养生之理，若已成痰饮之病，则为太阳失运，水液不行，一由中宫火衰，转输失职；或由心阳不足，不能镇纳君阴，水气上逆，得阳熬煎则稠而成痰，得阴气凝聚则稀而为饮。总之由于脾气不运，水道不输，膀胱水精不能四布，则痰饮之病出也。"指出机体的水液代谢虽与肺之宣肃、脾胃之运化等密切相关，但痰饮的关键病机乃脾阳不振、心阳不足。阳气衰惫，阳虚不化，阴凝成痰则是痰饮形成的主要原因，因水为阴类，非阳不运，若阳气虚衰，气不化津，则阴邪偏盛，使饮邪内停。论其病理性质，则总属阳虚阴盛，转化失调，因虚致实，水饮停积胸胁为患。中阳素虚，脏气不足，实为发病的内在病理基础。

本例因风寒犯肺，使肺失宣降，水津输布不能通调，水湿停滞而为痰饮之源。由于饮邪上犯，故现头眩；留滞胸胁背，使经络受阻，故有胸痛、胁痛、背冷、手足厥、口渴喜饮热等症状；痰饮日久，使中阳受困，脾精不能上承，气血不能通达四末，故见肢冷。《金匮要略·痰饮咳嗽病脉证并治》载："病痰饮者，当以温药和之"，提出"温药和之"之痰饮治疗大法。喻嘉言亦云："饮为阴邪，非阳不运，非温不化。"先生治疗痰饮，则重视强健脾胃运化功能，先拟二陈汤加草果仁，以燥湿化痰、理气和中。方以半夏为君，取其辛温性燥，最善燥湿化痰，且能降逆和中，兼可止眩；以橘红为臣，理气燥湿，使气顺而痰消。除痰之半夏与去滞气之橘红两药相合，可使痰饮除而气道顺。佐以茯苓健脾渗湿，湿无所聚，则痰无由升，是兼顾其本之法；法夏、茯苓合用可增强燥湿化痰之力，并能散寒。而吴茱萸辛温散寒止痛，降逆下气止咳，温中燥湿，加草果仁助温中燥湿祛痰。诸药相合，重在燥湿，温化痰饮，理气和中，兼以止眩，解散寒热。上药4剂过后，因胁痛、背寒不减，手足仍感不温，此乃因中阳不足，饮停胸胁，络脉不和所致。治宜温阳健脾利湿以化饮，遂于上方基础上，继合苓桂术甘汤加党参。方中以桂枝通阳散寒，温化水饮，合以茯苓健脾利湿，苓、桂相伍，一利一温，颇具温化渗利之效。湿源于脾，脾阳不足，则湿聚为饮，故以白术为佐，健脾燥湿，俾脾气健运，则湿邪去而不复聚。使以甘草，调药和中。因"脾为生痰之源，肺为贮痰之器"，故加党参补气健脾，以杜绝生痰之源。全方配伍，温而不热，利而不峻，共奏温运中阳、化气蠲饮之效，使饮邪去而阳气自复，痰饮为患诸症皆却，故能最后取得满意效果。

先生对痰饮的中药治疗，提出饮停部位不同，伴随症候各异，选方亦因症而异，对症下药。如心下痰饮、胸胁支满、目眩可选苓桂术甘汤治疗；心下有支饮可选小半夏汤治疗；留饮疗以甘遂半夏汤；悬饮内痛疗以十枣汤；苓甘五味姜辛汤治疗卫气不足，咳喘胸满；木防己汤治疗膈间支饮，喘满、心下痞坚；小青龙汤治疗心下有水气，干呕发热、小便不利、少腹满；痰多壅盛治宜真武汤；肾虚水肿治宜肾气丸。此外，蒲氏指出在中药内治的同时，亦可佐以针灸加强疗效。取穴脾俞、肾俞、肺俞、气海、大包、食窦、中脘、章门、胃仓、大钟、支沟、水分、带脉、足三里、尺泽、丰隆、膻中、合谷。先生认为，痰饮病产生的根本原因在于脾气不运，水道不输，故取穴多侧重于脾经、胃经特定穴，脾俞、大包、食窦、中脘、章门、胃仓、足三里、丰隆调补脾胃，健脾除湿；肾为水脏，主气化水液，故取肾俞、大钟补肾利水；肺俞、尺泽宣肺化痰；气海、水分补气利湿；支沟通利三焦，利水化湿；膻中、合谷行气化湿。诸穴相配，祛邪与扶正并重，病因与病症同除。在痰饮病预后调养方面，蒲氏十分强调强健脾胃运化功能，并提出将养措施："治此病者，当以补土为主，并令病人多运动，少饮水，戒生冷，减肥甘，自能少生此病。"

（9）胁痛

杨某，女，33 岁，省政协委员。1958 年 3 月 2 日就诊。患者胸胁疼痛、嗳气反复发作 3 月余，常以叹气后觉畅快，于多方医治不愈，故求中医诊治。患者胸胁经常作痛，生气后疼痛加重，头昏、心烦、口苦、目眩、目瞀，阵发寒热往来，喜静，恶吵闹场所；体质素差，易外感，伴有带症未愈，常有腰部酸软作痛；饮食、睡眠欠佳，二便正常；舌质淡，苔薄黄，脉沉细微弦。

蒲湘澄先生诊断为胁痛，治以宽胸利膈，疏肝解郁，扶正，止带调经。取内关、足三里、阳陵泉、膻中、外关、太冲、三阴交，针用平补平泻，针刺、艾灸、拔罐交替使用。方用宽胸利膈方（瓜蒌根 15 克、薤白 15 克、半夏 12 克、瓜蒌 15 克、青皮 10 克、柴胡 10 克、枳壳 8 克、砂仁 10 克、木香 10 克、酸枣仁 15 克、黄芩 10 克、陈皮 10 克、白酒 10 克冲服、丹参 15 克、甘草 10 克），疏肝解郁方（当归 15 克、白芍 20 克、川芎 10 克、苍术 10 克、香附 20 克、延胡索 10 克、柴胡 12 克、郁金 15 克、茯苓 20 克、牡丹皮 10 克、栀子 10 克、黄芩 10 克、龙胆草 10 克、酸枣仁 15 克、生谷芽 30 克、建曲 15 克、甘草 10 克、茯神 20 克、夜交藤 40 克），止带调经方（党参 30 克、苍术 10 克、白术 15 克、怀山药 30 克、白芍 20 克、车前仁 12 克、陈皮 10 克、生地黄 15 克、续断 15 克、菟丝子 15 克、荆芥 15 克、柴胡 19 克、益母草 30 克、甘草 10 克），扶正方（党参 30 克、白术 15 克、黄芪 30 克、升麻 15 克、当归 10 克、茯苓 20 克、远志肉 8 克、白芍 20 克、防风 10 克、熟地黄 10 克、甘草 10 克、大枣 20 克、酸枣仁 15 克、炒扁豆 30 克、山茱萸 10 克），上方交替使用，水煎服。针药并用治疗三月余，上述诸症消失。

胁痛是以一侧或两侧胁肋部疼痛为主要表现的病症。《素问·脏气法时论》云："肝病者，两胁下痛引少腹，令人善怒。"《灵枢·经脉》曰："胆足少阳之脉……是动则病口苦，善太息，心胁痛不能转侧。"说明肝胆病变是导致胁痛的重要病因。《济生方·胁痛评治》言："夫胁痛之病……多因疲极嗔怒，悲哀烦恼，谋虑惊忧，致伤肝脏。肝脏既伤，积气攻注，攻于左，则左胁痛；攻于右，则右胁痛；移逆两胁，则两胁俱痛。"认为胁痛的病因主要是由于情志不遂所致。本案以胸胁疼痛为主症，先生诊断为胁痛。认为该病由长期情志不遂而致，气郁则伤肝，故气机不畅。病位于胁，症见肝胆之经证，口苦，目眩，寒热方生。脉来弦者，乃经症入腑攻里，肝胆同病。体质素差，气血不足，症见饮食、睡眠欠佳。易外感则表示正气虚，不能抗邪扶正的病理机制。

先生治以宽胸利膈、疏肝解郁、调气扶正、止带调经。内关是心包经的络穴，通阴维脉，与气之会穴膻中合用，可宽胸理气，调畅气机。太冲、阳陵泉分别为肝经原穴和胆腑下合穴，可疏利肝胆气机，行气止痛。《金匮要略·脏腑经络先后病脉证》言"见肝之病，知肝传脾，当先实脾"，故取三阴交、足三里益气健脾，补气血生化之源；三阴交为肝、脾、肾三经交会穴，还可调经止带。外关为三焦经络穴，且通阳维脉，可疏通三焦与心包之经气，使"通则不痛"；《难经·二十九难》云"阴维为病苦寒热"，故外关又可治疗寒热往来之症。诸穴合用，共奏宽胸理气、疏肝解郁、扶正、止带调经之功。

本病病程较长，病情复杂，正气不足，故配合中药取效更佳。宽胸利膈方以瓜蒌根、薤白、瓜蒌、青皮、白酒宽胸理气；枳壳、砂仁、陈皮、木香舒畅胃肠气机；黄芩、柴胡、半夏和解少阳；丹参、酸枣仁补血养心安神；甘草调和诸药。疏肝解郁方以当归、白芍、川芎、香附、延胡索、柴胡、郁金行气活血，疏利肝胆；牡丹皮、栀子、龙胆草、黄芩清利肝胆湿热；茯神、酸枣仁、夜交藤养心安神；茯苓、生谷芽、苍术、建曲、甘草健运脾胃，扶土抑木。止带调经方以党参、苍术、白术、陈皮、甘草健脾燥湿止带；怀山药、白芍、车前仁、生地黄、续断、菟丝子、益母草补肾调经；带症多有瘙痒，故用荆芥、防风祛风止痒。扶正方用党参、白术、炒扁豆、黄芪、升麻、柴胡、防风健脾升阳，益气固表；当归、茯苓、远志肉、白芍、酸枣仁、大枣补血养血安神；熟地黄、山茱萸补先天之不足；甘草益气健脾，兼调和诸药。针、灸、罐交替使用，避免产生针刺耐受，又配合以上诸方煎服，全面照顾病情，体现了蒲氏针、灸、药并重的学术思想。先生在其主编的《针灸学》教材中明确强调："针灸并不是万能，万病一针是不实际的，在千变万化的疾病中，针灸、汤药各有所长，有些疾病针灸能起到很大作用，但有些病必须与汤药配合治疗才能收到效果，所以自古便是针灸、汤药配合治疗。"

《中医实验谈·卷三》指出："病不在经络而在脏腑，根深道远，又非针灸所可能也，当用药饵以培其根，方期有效。病在经络者，非针灸不能为功，药饵之力大缓，不及针灸之效速也。若病在脏腑者，又非药饵不能培元养正。故针灸与汤药并重，不可偏堕者也。"说明针、灸、药所擅不同，针对不同病证及病位应联合运用，取长补短。疾病起因不尽相同，故所致疾病病位亦有所不同，病在经络，则以针灸调整经络气血，发挥治疗优势；病在脏腑，则应用药物培元养正以期扶正祛邪。本案病位在胁，口苦、目眩、寒热往来，属肝胆之经证，故用针灸调整经络气血。而脉来弦者，为经证入腑攻里，肝胆同病，故需以药物培元养正，调理脏腑功能。针、灸、药联合应用，兼顾经络、脏腑不同层次病变，故能使诸症皆除。

（10）腰痛

病人前肩部和背腰游走作痛 7 年，引及小腹和足部疼胀，经过中西医长期治疗未愈，遂来针灸治疗。

先生诊断为腰痛，取穴大杼、肩髃、命门、承山，施用艾灸治疗，每周治疗 2 次，治疗一个半月，肩和背部疼痛减轻十分之六，睡眠和饮食均较前舒快和增加，唯腰部和小腹作痛未减，时有胸前痞胀现象，于是加灸膻中，针命门、肾俞、大杼、昆仑，治疗 2 次，胸痞消除，腰和小腹疼痛逐渐减轻。又经一个半月，前后总共 3 个月，治疗 24 次，病减十分之九，只小腿比目鱼肌的下方微有酸痛未除，因工作需要回北京，未完全治愈。

腰痛是以腰部疼痛为主病的常见病，正虚或邪实均可导致本病的发生。《素问·脉要精微论》云："腰者，肾之府，转摇不能，肾将惫矣。"因此，腰部疾患与肾密切相关。《七松岩集·腰痛》指出："然痛有虚实之分，所谓虚者，是两肾之精神气血虚也，凡言虚证，皆两肾自病耳。所谓实者，非肾家自实，是两腰经络血脉之中，为风寒湿之所侵，闪䐈挫气之所碍，腰内空腔之中为湿痰瘀血凝滞，不通而为痛，当依据脉证辨悉而分治之。"因此，肾虚及外邪都可引起腰痛。先生亦认为本病不外肾与外感两因，《中医实验谈·卷二》指出："夫腰痛，乃肾之外部，亦为足太阳膀胱循行之经络也，若或房事过度，亏损肾阳，精血枯竭，阳气日衰，阴气日盛，百病始生，不独单是腰痛也。又有中气不足之人，久居湿地，感受寒湿之邪而作者。有因外受风寒闭滞肾与膀胱运行之机而痛者，其治法应当固肾除湿，去寒行滞为主。"说明腰痛的发生亦不外"不通则痛""不荣则痛"两端，"不荣"多因肾气、肾阳、肾阴不足，无以滋养；"不通"多因风寒湿邪阻滞经络。

先生针灸治疗腰痛常选穴委中、命门、腰眼、肾俞、承山、太溪、白环俞等。腰部为足太阳膀胱经循行经过的部位，腰为肾之府，膀胱经为肾经的表经，膀胱经合穴委中具有通经活络、补肾健腰的功效，故《四总穴歌》有言"腰背委中求"，说明委中穴是治疗腰痛的效穴。蒲氏亦指出："按腰痛一证，单刺委中一穴，可愈，其所以收效者，肾与膀胱相表里，故也宜先看病人委中之下，有无青络，有则用刺，无则用针。"由此可见，蒲氏擅长在委中穴望诊确定腰痛虚实。若委中附近有青紫瘀滞的血络，为实证腰痛，可在委中行刺血法，祛瘀通络止痛。方中命门、腰眼、肾俞、白环俞温肾健腰，祛寒除湿；承山疏通膀胱经气血，通则不痛；太溪为肾经原穴，具有温肾阳、滋肾阴之效。本案周某腰痛兼肩背部疼痛，伴有小腿及足部疼胀，取大杼、肩髃、命门、承山等治疗，大杼、肩髃疏通肩背气血；命门温肾健腰；承山缓解下肢不适。后出现胸部痞闷，灸膻中以开胸理气。本病已历时7年，合病肩背疼痛，所谓"久病多虚"，蒲氏以灸补为主，针刺为辅，疗效确切。但因患者没能坚持，故没有完全治愈。

为加强疗效，蒲氏治疗腰痛亦常配合中药以补肾强腰。《中医实验谈·卷二》记载了腰痛的治疗方药，以肾着汤治腰痛体重，腰冷如坐水中，口不渴，小便自利；滋肾丸（黄柏一两、知母八钱、安桂四钱）治肾虚腰痛；鹿茸丸（鹿茸一两、菟丝子一两、茴香半斤共研细末为丸，每服三钱）治肾虚腰痛极效；一味白术酒（酒煎白术一两）治伤湿腰痛，一身尽重；或以白术三两、芡实三两、薏苡仁三两治疗腰痛，遗精。

（11）痹证

彼得洛夫，男，48岁，苏联铁道工程专家。1959年3月5日就诊。病人腰腿疼痛、酸软无力半月余。曾服药物治疗不效，故来寻求针灸治疗。现腰部疼痛连及左腿，酸软无力，活动时如触电样麻木，起伏无常，日轻夜重，多与天气阴雨变化有关；饮食、睡眠自调，二便可；舌淡红，苔薄白，脉浮紧而濡。

先生诊断为痹证（寒痹），治以散寒除湿，疏经活络。取穴肾俞、腰阳关、环跳、阳陵泉、昆仑、大椎。肾俞、阳陵泉、昆仑针用泻法，留针30分钟；腰阳关、环跳得气后出针拔罐；大椎艾条灸。每日针灸 1 次。嘱慎避风寒，忌生冷饮食。连续治疗 5 次后病愈。

痹证是由风、寒、湿、热等邪气闭阻经络，影响气血运行，导致肢体筋骨、关节、肌肉等处发生疼痛、重着、酸楚、麻木，或关节屈伸不利、僵硬、肿大、变形等症状的一种疾病。轻者病在四肢关节、肌肉，重者可内舍于脏。《素问·痹论》对痹证的病因病机、分类做了较详细的论述："风、寒、湿三气杂至，合而为痹。其风气胜者为行痹，寒气胜者为痛痹，湿气胜者为着痹也。"还论述了五痹的发生与季节的关系："以冬遇此者为骨痹，以春遇此者为筋痹，以夏遇此者为脉痹，以至阴遇此者为肌痹，以秋遇此者为皮痹。"又阐述了五痹与五脏的关系："五脏皆有合，病久而不去者，内舍于其合也。故骨痹不已，复感于邪，内舍于肾。筋痹不已，复感于邪，内舍于肝。脉痹不已，复感于邪，内舍于心。肌痹不已，复感于邪，内舍于脾。皮痹不已，复感于邪，内舍于肺。所谓痹者，各以其时重感于风寒湿之气也。"在痹证的预后方面亦指出："其入脏者死，其留连筋骨者痛久，其留连皮肤者易已。"对于痹证的针灸治疗则当"五脏有俞，六腑有合，循脉之分，各有所发，各治其过，则病瘳也。"先生遵《内经》要旨，认为痹证由外感风寒而致，故症状起伏和天气变化有关。脉浮主风主表，紧者为寒，濡者主湿，苔白为寒；症见日轻夜重的病理反应。风善行而数变，故游走作痛；湿甚则酸软沉重，寒甚则痛；风寒湿杂合，故属于痹。

本案腰部疼痛连及左腿，酸软无力，活动时如触电样麻木，起伏不常，日轻夜重，多与天气阴雨变化有关，舌淡红，苔薄白，脉浮紧而濡。兼见风、寒、湿之表现，但日轻夜重，与天气阴雨变化有关，是寒气胜的表现，故先生诊断为寒痹，病位在腰部和左腿，治以散寒除湿，疏通经络。《素问·脉要精微论》云："腰者，肾之府，转摇不能，肾将惫矣。"腰痛与肾虚关系密切，故取肾俞温肾助阳，以合《素问·痹论》"五脏有俞，六腑有合，循脉之分，各有所发，各治其过，则病瘳也"之意。腰阳关、环跳、阳陵泉为近取穴，以散寒除湿，疏通局部经络气血。昆仑为足太阳膀胱经之经穴，膀胱与肾相表里，故昆仑可疏通两经气血，活血止痛。针刺后拔罐对痹证风寒偏盛者效佳。大椎乃诸阳之会，用艾灸不仅止痛还能固表，振奋阳气以散阴寒，有扶正祛邪之功。诸穴合用，共奏散寒除湿、疏通经络的作用，达到"通则不痛"之效。先生治疗病人 5 次即愈，取效甚捷。

（12）痿证

杨某，男，50岁，工人。1957年3月4日就诊。患者常年露天作业，两周前自感下肢无力，运动、行走俱不便，病情逐渐加重，直至下肢全瘫。现双下肢肌肉松弛无力，麻木阵作，不能站立，触诊无明显痛觉；饮食、睡眠欠佳，腰酸，头昏，目眩，神疲肢倦，体力不支，小便频数；脉细无力。

先生诊为"肌痿"，治以固肾健脾，补益气血。取穴三阴交、足三里、阳陵泉、脾俞、肾俞、关元、气海，其中三阴交、足三里、肾俞、阳陵泉，针用补法；脾俞、关元、气海重灸。针灸交替使用。两周后病人即能扶杖缓行。经治2个月，恢复如常人。嘱病人加强功能练习。经追踪观察，3年未见复发。

痿证是指肌肉松弛痿软、肢体屈伸不利为主症的一类病症。《素问·痿论》指出肝、心、脾、肺、肾五脏受损可导致筋痿、脉痿、肉痿、痿躄、骨痿。而《素问·生气通天论》曰："因于湿，首如裹，湿热不攘，大筋软短，小筋弛长，软短为拘，弛长为痿。"五脏亏虚及湿热侵袭均可引起痿证。

本案杨某常年露天作业，风寒湿邪侵袭肌骨，历时日久，阴阳受病，殃及脾肾，导致经筋失养，使宗筋弛张，引起下肢痿软不用，症见双下肢肌肉松弛无力，麻木阵作，不能站立，触诊无明显痛觉，饮食、睡眠欠佳，腰酸，头昏，目眩，神疲肢倦，体力不支，小便频数，脉细无力。当为脾肾亏虚，下肢失养所致，故先生以固肾健脾、补益气血治疗。《素问·痿论》提出"治痿独取阳明"，阳明气血充盛则筋肉强健，故取足阳明经合穴足三里补气养血，润筋起痿。阳陵泉为筋之会穴，可使经筋约束有力。足三里又为强壮保健要穴，配三阴交、肾俞培补脾肾。同时重灸脾之背俞穴脾俞、小肠募穴关元、气海等穴，发挥艾灸"能补后天之虚，壮元阳，健真气，排除阴邪"的功效。诸穴合用，共奏强筋起痿之功。本案治疗2个月，病人已恢复如常人，追踪3年也无复发，疗效肯定。

（13）温热病

冉某，男，12岁。1938年4月9日就诊。陪伴代诉：病8年，昼夜行走不能入睡，稍停坐即烦躁不宁，曾就医于上海、香港、广州等地，药尽而终未获效。经友人介绍，病者由人陪伴请先生诊治。初诊时，其舌脉未见异常，饮食如常人，只是不能坐卧，昼夜奔走不息。

　　先生诊为温热病，证属心包郁热证，治以开郁泄热，养心安神。其先拟镇静定魂之剂服二剂无效，继以祛风温胆之药亦无起色。遂详问病者陪伴，据回忆，病者 4 岁时出麻疹，疹去斑退之后，即出现烦躁不安，半夜常哭泣不能入睡。经多方医治，前医均以清热之剂用之，非但未见任何疗效，反而病情更重，不三日，便出现坐卧不安，昼夜不眠。先生分析认为过用清凉之药所误，以致热伏心包，即以仲景泻心汤加减，意在投石问津。方用：大黄 12 克、黄连 6 克、黄芩 6 克、生甘草 3 克，嘱浓煎服。服 1 剂后，患者自诉心中微烧，勉强能坐二三分钟，脉象弦紧。上方药量倍增，取浓汁服。二诊处方：大黄 20 克、黄连 12 克、黄芩 12 克、生甘草 6 克。上药服第二次后，病者思睡，继后沉睡若死，陪伴惊之，奔告先生，往视之，见患者沉睡，以手探之，口鼻之气甚和。对陪伴曰：此病去神宁之象，不足为虑。如是二日，病者忽呻吟起坐，言饥甚欲食，嘱煎人参汤随服。服后又思睡，二日复醒，精神安定，八年病苦若失，遂以丹栀逍遥散合独参汤。三诊处方：丹皮 20 克、栀子 15 克、白芍 15 克、当归 12 克、白术 12 克、柴胡 10 克、茯苓 10 克、生甘草 12 克、人参 30 克。服 4 剂后，病者诸症消失，继以天王补心丹调养治愈。

　　温热病郁热证，是由于某些原因导致邪热内伏、不得外透所引起的一系列病症的总称。产生郁热的原因、有外因和内因两个方面，外感温热邪气可形成郁热，而素有蕴热亦能形成郁热。如若温病误用辛温或过用寒凉均可导致郁热，邪热得温则愈炽，气机遇寒则愈塞，耗其津液，阻其正气，使邪不能外达。若护理不慎，复因风寒外束；或食积内停，运化失常，亦能使邪热内郁。此皆因调理施治不慎而成，临床颇为多见。中医学认为，气机升降出入是人体生命活动的根本，《素问·六微旨大论》云："非出入则无以生长壮老已，非升降则无以生长化收藏。"一旦脏腑气机的升降失常、郁滞不通或郁结不舒，使气机闭塞，则易酿成热郁于里之证。若邪热郁闭心包，则其临床表现可见胸膈灼热、烦躁不安、不寐，轻者头晕闷瞀或神识模糊，重者神昏谵语或昏愦不语。《灵枢·邪客》云："心者五脏六腑之大主也，精神之所舍也。其脏坚固，邪弗能容也。容之则心伤，心伤则神去，神去则死矣。故诸邪之在于心者，皆在于心之包络。"明确提出了心包代心受邪的观点。又"心者君主之官，神明出焉"，邪热郁积于心包，入夜尤甚，热则扰其心神，使得神不能安守于心而不寐。因此，心烦不能坐卧、昼夜奔走不息皆是营分证热郁心包的表现，乃邪入营分、营阴受损，而营气通于心，营热扰心所致。正如《温热论》所言："营分受热，则血液受劫，心神不安，夜甚无寐。"

本案幼时曾患斑疹，斑去疹退之后，本当以育阴透热为治法。然因邪热未尽，阴液已伤之时，又过早使用寒凉之药，寒则气机涩而不行，气机阻塞，耗其津液，碍其正气，使营热不能顺利转出气分而解，以致热邪遏郁心包，进而出现心烦不宁、昼夜不能睡眠。

先生辨证其属心包郁热证，投之以泻心火见长的仲景泻心汤加减。方中芩、连苦寒泻火，大黄通下降火，三药合用，苦泻之力强，可泻上、中、下三焦之火，能解血热日久成瘀之弊。因心包郁热太甚，非重剂不能直达病所而奏效。因此，此方用量较大，但病减当停，以免伤耗阴液。由于产生郁热的关键在于调节气机升降出入的枢纽出现了障碍，而肝、脾二脏正是该枢纽的组成部分，故调理肝脾即调理气机，此乃治疗发热的重要环节。治疗发热必须行气，肝气疏则郁热化。因此，后选用丹栀逍遥合人参一方，继续疏解郁热，宣畅气机，疏通营热外达之路，透达心包之热，以防热邪复发，又能顾及正气，旨在使邪去而正复。方中柴胡疏肝解郁，条达肝气；当归、白芍二药补血、养血柔肝，合用相得益彰，既养肝体助肝用，又防柴胡劫肝阴。人参补益元气，与健脾益气的白术、茯苓、甘草合用，既能使脾气运化有权，调畅中枢气机，更能益气养阴，甘温除热，固护正气。牡丹皮、栀子清热凉血，其中栀子入营分，能引上焦心肺之热，又可泻火除烦；牡丹皮亦能入肝胆血分，清血中之伏火。诸药合用，共奏疏郁解热、透邪扶正之效。又因患者心包郁热日久，心气严重受损，故继以天王补心丹调养心神而治愈。

（14）暴喑

王某，女，24岁，演员。1956年9月17日就诊。自诉因连场表演之后，两周前突然出现声音嘶哑，说话困难，且此时正当崩症之期。就诊见：语言声音嘶哑，说话困难，精神不振，阵有烦躁不安，月经量多，色淡；饮食睡眠不佳，二便如常；苔薄少津，脉沉细。

先生诊断为暴喑，治以开窍利咽，培元益气。选取哑门、廉泉、通里、关元、膻中、膈俞针灸治疗。针刺哑门、廉泉、通里三穴，施用平补平泻手法；关元、膻中、膈俞则予以艾灸，温补气血。每日针灸1次，二诊病情减轻，六诊治愈。1周后来院复诊，告之疗效巩固，未有复发，是为痊愈。

失喑是以因喉部疾患引起说话费力，声音不扬，甚至嘶哑失音为主要表现的一种疾病。暴喑是急性发作的失喑，其病名出于《内经》《素问·至真要大论》云："少阴之复，燠热内作……咳，皮肤痛，暴喑。"本病可分为外感性暴喑、内伤性暴喑。《素问·气交变大论》载："岁火不及，寒乃大行，民病暴喑。"寒气过重，可使人声音突然嘶哑。清代《张氏医通》进一步提出"大寒犯肾"致喑，"苦暴哑声不出，咽痛异常，卒然而起……此大寒犯肾"。又指出："失音大都不越于肺。然须以暴病得之，为邪郁气逆……若咽破声嘶而痛，是火邪郁闭伤肺，所谓金实不鸣。"声音主发于喉，声得自于气，气调则声音如常，气乱则声乱，气滞则声止。《灵枢·脉度》曰："喉为肺之门户，经络众多，久病络伤，遂滞而病焉。"喉属肺系，肺为清肃之脏，主发声，肺之气阴充足，则气道流畅，声音洪亮。肺之气阴亏虚，则气道失利，音哑无力。或他脏病变传及肺脏，肺失宣降，气津输布失常，喉窍失主，亦成喑证。正如《诸病源候论》所云："肺主气，五脏同受气于肺，而五脏有声，皆察气而通之……气道不调流，所以声嘶也。"《张氏医通》亦强调"气道不通而声喑。"叶天士则概括为"金实则无声，金破亦无声"。因此，中医学认为，失喑常常由于多语、发声不当或气血亏虚，耗伤气阴，致使宗气不足，肺气虚弱，阴液亏损，无力鼓动声门或润养喉窍，以致声门开合不利而使声音逐渐嘶哑，甚至失音。

本案因劳倦失度，语言过多，促成肺气虚则气逆，语言不利而为喑哑。《灵枢·杂病》曰："厥气走喉而不能言。"《百代医宗·失声哑声不同论》谓："失血真阴咳嗽，肺气散而不收，故人之声哑。"此案由急性而致，乃邪郁气逆，伤及肺气。又当血崩失血，促成津枯血耗，证属伤阴。此时病人肺脏虚损，又气阴不足，使得喉窍失养而出现语声嘶哑、说话困难等症。精神不振、阵有烦躁不安亦是气阴亏虚的表现。所以，失喑虽属喉咙声道的局部疾患，但因"肺为声音之门，肾为声音之根"，与肺、肾两经关系最为密切，治宜从肺肾入手。

《景岳全书》言："喑哑之病，当知虚实，实者，其病在标，因窍闭而喑也；虚者，其病在本，因内夺而喑也。"叶天士认为音哑者，阳搏于三阴，少阴之脉循喉咙，太阴之脉连舌本，厥阴之脉出咽喉故也。先生分析本案病因病机认为，因用嗓过度、经血耗伤而致阴血不足，肺气亏虚，应以开窍利咽、培元益气治疗。穴取廉泉、哑门、通里，针用平补平泻手法；关元、膻中、膈俞予以艾灸，培补气血。因肾经循喉咙夹舌本，为气之根，《灵枢·根结》云："少阴结于廉泉。"《疡医大全》亦指出："肾水不能潮润喉咙，故其病也。"廉泉者，津液之窍，其液不绝如泉，该穴位于结喉上方，乃任脉脉气所发，为任脉与阴维脉之会穴，通于肾经，任脉循经咽喉，肾阴循经上润咽喉，故廉泉穴可疏调咽喉经气，奏生津养液、固护阴气、调理舌本之功，善治舌咽部疾患。哑门属督脉，系督脉与阳维脉之会穴。哑，即发不出声也，指阳气在此开始衰败；门，出入的门户。哑门意指督脉阳气在此散热冷缩，阳气的散热收引太过则使人不能发声，故名。哑门穴善开窍利咽，是治疗暴喑、舌强不语首选穴。膻中为任脉腧穴，穴居两乳之间，为宗气之海，又善治气病，故称气之会穴，又是心包络之募穴，足太阴、少阴及手太阳、少阳与任脉之交会穴，功专宽胸利膈、调畅气机，灸之亦可补益宗气。通里乃手少阴心经络穴，心经络脉上夹咽，上肺，系舌本，脉气既达于表（手太阳小肠经），又通于里（手少阴心经），成为经脉在体表循行传注的纽带。针刺通里有调心气、通窍络、开肺气、养肺阴之效，属循经远道配穴，故可疗失音。历代各家均言通里能治暴喑，如《灵枢·经脉》载"通里……实则支膈，虚则不能言"，《备急千金要方》载通里"主不能言"，《太平圣惠方》指出该穴善治"暴哑不能言"。关元为足三阴经与任脉的交会穴，可培补元气，强壮固本；血会膈俞擅长养血补血。艾灸关元、膈俞则培补气血效佳。诸穴合用，共奏疏调气机、开窍利咽、益气养血之效。本案患者六诊治愈，1周后来院复诊，未有复发，疗效满意。

2. 急症医案

（1）厥证

1939年夏，蒲湘澄先生避暑剑门梁山寺，叶区长专员接蒲氏至剑门，据述某部要人何某来剑门参观名胜，因为奇寒所袭，身体不舒，回署即不省人事，手足时抽，牙关紧闭，随行卫生员用尽开窍强心等均不效，视之面现苍白，呼吸失调，唇青目闭，六脉全无。

蒲湘澄先生诊断为厥证（寒厥），取穴关元、气海、三阴交、百会、足三里、涌泉，先灸关元、气海、三阴交、百会、足三里等穴，牙开声出，再灸涌泉，其能开口说话。后因口斜臂痛，加针肩髃、地仓，诸症俱解。病人请求服药，先生方用附子（一两）、西洋参（一两）、白胶香（八钱）、杭芍（一两）、桂枝（四钱）、茯苓（六钱）、秦艽（四钱）、防风（四钱）、甘草（三钱）煎服，不终剂即愈。

《素问·大奇论》云："暴厥者，不知与人言。"而《素问·厥论》曰："寒厥之为寒也，必从五指而上于膝。"因此，厥证主要有突然倒地、不省人事及肢体、手足厥冷两大类。本例厥证从症状上而言，应指突然倒地、人事不省，还俱见痉证表现手足时抽、牙关紧闭，但从其面现苍白、六脉全无、呼吸失调、唇青目闭等症状，且发病原因为奇寒所袭，蒲氏诊断为"寒厥"。其治疗应以固护元气、散寒开窍为原则。因"陈艾乃纯阳之品，能补后天之虚，壮元阳，健真气，排除阴邪……用心太过，真气内消，元气因之耗散，所得之病多属不足，非针砭所能尽治，故有艾灸之法以助其功"（《中医实验谈·卷三》针灸与汤药并重说明）。因此，先生治疗本案以灸法为主，具体取穴以大补元气之关元、气海温中散寒，补火助阳；取督脉经百会穴升提阳气，回阳救逆；足三里为保健要穴，可健脾和胃，补益气血；三阴交为肝、肾、脾足三阴经交会穴，重灸三阴交可"阴中求阳"；井穴位于手足之端，是经气始发之地，取肾经井穴涌泉可固元回阳。局部予以肩髃、地仓疏通经络，对症治疗病人"口斜臂痛"。诸穴配合，温阳散寒，扶正以祛邪。更辅以中药汤剂健中散寒、温阳益气、祛风通络。针灸与汤药内外兼治，充分体现了蒲氏"病不在经络而在脏腑，根深道远，又非针灸所可能也，当用药饵以培其根，方期有效。病在经络者，非针灸不能为功，药饵之力大缓，不及针灸之效速也。若病在脏腑者，又非药饵不能培元养正"的针灸与汤药并重、综合治疗加强疗效的学术思想。

（2）亡阳

刘某，男，42岁。1941年8月4日就诊。服用鹿茸后饮酒，即现神昏、心悸、心累。曾诊为心悸怔忡，以天王补心丹服之。患者服后出现气促、胸闷、神志恍惚、不能坐卧。后又投大剂乌头、桂枝、麻黄、杏仁等开其闭滞，以期邪从汗泻。然服后，玄府洞开，汗出如雨。后觅诸医救治，皆束手无策，适蒲湘澄先生偕门生途经此地，其家人苦留为患者诊治。刻诊症见：病者自汗出不能活动，动则汗出更增，语短气微，奄奄一息。诊其脉，脉浮如杨花。

　　先生诊为亡阳，治以补敛津气护阴，回阳益气固脱。随后处方：柏子仁 30克、牡蛎 60 克、麻黄根 12 克、浮小麦 30 克、党参 30 克、焦白术 6 克、五味子 6 克、大枣 20 克。服 2 剂后，汗出减少，唯气短心累，复以牡蛎散加龙骨投之。处方：龙骨 60 克、牡蛎 30 克、麻黄根 12 克、黄芪 60 克、浮小麦 30 克。2 剂后，神渐清，心累气短减少，气息渐平。唯四肢寒冷不除、恶寒倦卧，继以四逆汤 4 剂而收功。

　　正常人体阴阳二气互根互抱，相守而不相离，阳欲上越，则阴下吸之，阴欲下脱，则阳上引之，呈现出"阴平阳秘"的正常生理态势。机体内阴阳保持对立统一的协调关系，是人体的正常生命活动得以维持的前提，即所谓阴生于阳，阳生于阴；阴中有阳，阳中有阴；孤阴不生，独阳不长；重阴必阳，重阳必阴。若一方偏胜则会呈现不同程度的病理现象，甚者"阴阳离诀"而成为孤阴或孤阳，即亡阴或亡阳，临床则会伴随相应的严重症候。亡阳是指体内阳气极度衰微而欲脱，以冷汗、肢厥、面白、畏寒、手足冷、脉微欲绝或浮数而空等为主要表现的危重证候。亡阳之名首见于张仲景《伤寒杂病论》，后世历代医家有不少补充发展。《伤寒论·辨少阴病脉证并治》云："病人脉阴阳俱紧，反汗出者，亡阳也。"《张氏医通·杂门》指出："汗出不止，名曰亡阳。以附子理中加黄芪，外用温粉扑之。"徐灵胎则云："其亡阴亡阳之辨如何……亡阳之汗，身反恶寒，手足冷，肌凉汗冷，而味淡微黏，口不渴而喜饮，气微，脉浮数而空，此其验也。"亡阳的发生或由原本虚弱的阳气而进一步发展成衰竭；或因大汗、失精、大失血等阴血消亡而阳随阴脱；或是阴寒之邪极盛而致阳气暴伤；或因严重外伤、瘀痰阻塞心窍而使阳气暴脱等。尽管亡阳病因病机众多，但汗多而致亡阳，乃临床所常见。诚如《伤寒论·辨阳明病脉证并治》所云："发汗多，若重发汗者，亡其阳，谵语，脉短者死，脉自和者不死。"叶天士亦云："阳热加入阴，津散于外而为汗。"汗出而津伤，气随汗泄，化源欲竭，是以阳气暴脱于外。汗为阴液，液耗阴伤乃亡阳证的发生前提。如王孟英对亡阳的发生即一针见血地指出："须知阳脱者，亦由阴先亡而阳无所依，如盏中之油干则火灭也。"徐大椿也认为："亡阴不止，阳从汗出，元气散脱，即为亡阳。"因此，临证治疗汗多所致亡阳时，汗止与否系乎安危，盖汗不止，则液脱阳亡亦不止；加之伤精耗气，故现阳微不能敷布肢末而手足厥冷、气促声低等症。

先生辨证分析指出，本案病者乃因大补之后，开闭导滞，宣腠发汗太过，进而导致自汗出不能活动、动则汗出更增、语短气微、奄奄一息、脉浮如杨花等亡阳之症。而汗为心之阴液，诚如《灵枢·本神》所言："五脏主藏精者也，不可伤，伤则失守而阴虚，阴虚则无气，无气则死矣。"阴精既虚，则气无所附，生化之机告竭，故而衍生气脱阳亡的病理现象。病者刘某因由发汗太过，气随汗泄，致阳气发泄太甚，内虚不思留恋。其中汗出津伤形成"内虚"，气随汗泄是以"外脱"。治宜补敛津气，守阴以留阳而起益气固脱之功。亡阳一旦发生，伤阴固然严重，但威胁生命的仍在瞬息将脱之阳。非大辛大热之药不能振奋阳气而挽回神气，当急以回阳救逆是为首务。因此，事后先生门生亦问曰："亡阳大汗，本当急以回阳治厥，为何先不用四逆之类？"先生答曰："汗乃阴液所化生，常人多以为汗多，阳从外泄，汗多则亡阳，故应以亡阳论治。然不知病者汗出过多，阴液竭甚，一线微阳难任姜附奇温。故先宜敛汗，以留未泻之阳，再以回阳之药投之，本仲景先进里后攻表之义。"

由于本案为汗下太过，阴液骤损而发生的阳气暴脱直接威胁生命的急症，故应果断给予益气敛阴固脱、回阳救逆等抢救治疗。"孤阴不生，独阳不长"，若不能顾护阴液，势难振奋衰惫之阳气。因此，治疗上应注意在回阳固气救脱的前提下，兼顾阴液，辨证用药，以期收到阳回气固而阴津亦复之功。因此，先生予以敛阴止汗、益气固脱之方，方中重用主收敛固涩之牡蛎以敛气止汗护阴；麻黄味涩，入肺经而能行肌表、实卫气、固腠理、闭毛窍，为敛肺固表止汗之要药；浮小麦入心经，能益心气、敛心液，又因轻浮走表，能实腠理、固皮毛，为养心敛液、固表止汗之佳品；党参、焦白术用以健脾益气，补肺止汗；五味子敛肺止汗，生津止渴；柏子仁、大枣养心安神。诸药合用，以补益津气、敛液止汗，守阴以留阳而起益气固脱之功。服2剂后，汗出减少，唯气短心累，复以牡蛎散加龙骨投之。方中加以大剂量龙骨，味涩而主收敛，敛正气而不敛邪气，可以疗阴阳相离之病，如阴之不能守其阳而致自汗、盗汗之病，此外还可入心以镇心安神，合牡蛎敛气护阴止汗效更增。再添大剂补益中气之黄芪，旨在益气固脱。牡蛎散本就益气固表、敛阴止汗效强，善治诸虚不足，津液不固，体常自汗之症，故诸药合用，回阳救脱之功更著，又无灼阴之虑。2剂后，神渐清，心累气短减少，气息渐平，唯四肢寒冷不除、恶寒倦卧，继以四逆汤4剂治疗。方中主药附子回阳救逆，温壮元阳；干姜温脾阳以逐寒；附子性烈而不守，干姜性热而不走，附子与干姜同用，一温先天以生后天，一温后天以养先天，相须为用，温里回阳之力大增；炙甘草温中，柔和药性。四逆汤回阳救逆，专治阳气虚衰不能温煦周身四末而致四肢寒冷、恶寒倦卧等症。

（3）滞产

1955 年 8 月，蒲湘澄先生任教于射洪县针灸班，临床带习时，射洪县妇幼保健站医生管某见《人民日报》消息，针灸对滞产效好，故请先生会诊。病人为初产妇何某，20 岁。胞浆已破，延期 10 小时以上胞胎不下。症见面色青白，精神疲倦，腹痛阵作，四肢微厥，断续呻吟，表情痛苦，微汗出；舌质淡，少津，苔薄白，脉沉细。

先生诊断为滞产，治以补中益气，协调冲任，活血化瘀。取穴合谷、三阴交、关元、独阴、太冲、至阴。先取至阴灸治不效，改用补合谷、泻三阴交针刺治疗。其针刺方法效法南北朝名医徐文伯针刺下胎之法。重灸独阴、关元，辅以太冲针刺泻法。经针灸半小时后，产妇腹中鸣响可闻，腹痛缓解。1 小时后，小腹坠胀感增强，针灸近二时许，胎儿随坠胀感而下。

滞产，是指妊娠足月临产时胎儿不能顺利娩出，总产程超过 24 小时为主症的一类病症。中医亦称难产、胎位不正、逆产、胞阻、胞衣不下等，以初产妇为多见，是常见的产科疾病。临床滞产的发生多因孕妇素体虚弱，气血不足，无力娩出胎儿；或产时用力过早，耗气伤力；或临产胞水早破，胎水干枯，导致气血虚弱，分娩时久产不下；或产前过度安逸，或临产时精神过度紧张，气血运行不畅；或感受寒邪，寒凝血滞，气机不利，致使气滞血瘀，而成滞产。《诸病源候论》言："产难者，或先因漏胎去血脏燥，或子脏宿夹疹病，或触禁忌，或始觉腹痛，产时未到，便即惊动，秽露早下，致子道干涩，产妇力疲，皆令难也。"强调气血亏虚、邪犯胞中是导致难产的重要原因。《女科要旨》指出："胎犹舟也，血犹水也，水涨则舟浮，血干则胎滞……若浆水既行，行之过多而不产。"说明滞产乃因产妇素体虚弱，正气不足，而临产时胞水又早破，致使浆干液竭，胎儿难下，出现滞产。此外，骨产道异常亦可引起滞产，《陈素庵妇科补解》云："交骨在子宫之外，篡骨之内，左右两两交错……临产则胎水淋下，交骨门开……如交骨不开……宜加料佛手散。"交骨不开的难产，程钟龄认为应分"锁骨"和

"血虚不能运达"两类。前者多属先天产道狭窄等，需手术治疗；后者乃属元气虚弱，气血不运，或初次胎产者，中药防治效佳。从上可见，滞产虽病因众多，总的机理却不外乎为虚、实两方面，虚者即气血虚弱难以运化而滞产，实者是气滞血瘀运化受阻而滞产，皆与气血密切相关。但无论虚实，归根到底是由于胞宫收缩力不足使得无法顺利分娩，故冲任不调，产力不足乃滞产主要原因。蒲老辨证分析此案，指出本例患者为初产妇，乃由胎气阻滞胞中，浊血下注而致。《妇人大全良方·产难门》云："妇人以血为主，唯气顺则血和，胎安则产顺。"而该产妇早期临产时，胎气未能按正常生理运化而降，致其骨盆不开。又因其胞浆早破，胎儿却久产不下，使得气血严重耗损而不足，血瘀气滞，促使冲任失调，终致气血运化失职，升降不利而为胎阻，此即不能及时分娩的总因。

言及滞产的治疗，在中医文献中则早有关于运用针刺以催生、下胎衣治疗的记载，如晋代《针灸甲乙经》称滞产为"乳难"，主张针气冲、复溜、中封、昆仑等穴来治疗。《胎产心法》载："将产母右足小趾尖上，灸三炷，炷如小麦粒大，即易产也。"即通过灸足小趾法，治难产及胞衣不下。此外，《针灸大成》还记载了相关针刺下胎案例，"宋太子出苑，逢妊妇，诊曰：女；徐文伯诊曰：一男一女。太子性急欲视，徐文伯泻三阴交，补合谷，胎应针而下，果如文伯之诊。"该书中"胜玉歌"亦云："阴交针入下胎衣。"

对于本案治法，先生在综合前辈辨证施治基础之上，根据其丰富的临证经验，指出患者为虚实夹杂，既有气血不足，亦存在气滞血瘀之象，治宜补中益气，协调冲任，活血化瘀，可予针灸并施而治。针灸治疗取穴合谷、三阴交、关元、独阴、太冲、至阴诸穴。方中独阴为经外奇穴，有调理冲任之效；至阴为足太阳膀胱经井穴，有补气转胎作用，可以缩短产程，善治滞产。二穴相配，并结合辨证施以补泻手法，故治滞产效强。正如《中医实验谈·卷三》"针灸实验歌诀"中所云："逆产至阴独阴用。"合谷为手阳明经原穴，《素问·血气形志》云："阳明常多气多血。"针刺合谷，即可补益气血、濡养胞宫，又能下促胞宫收缩，有利宫缩以运胎外出。三阴交为足三阴经交会穴，具有运脾统血、补益气血、滋养肝肾之功；又任脉起于胞宫，为"阴脉之海"，足三阴均上交于任脉；有"血海"之称的冲脉亦起于胞宫，其外行经脉与足少阴交会，故针刺三阴交可益气生血，气血充则冲、任脉盛，胞宫得养，宫缩有力。合谷配三阴交为行气活血、下胎促产的固定配伍。关元为足三阴经与冲、任二脉之会，可补下焦元气、扶正固本、缩宫下胎，该穴重用灸法，充分体现了先生"灸者，所以和血解凝也"及"艾灸则长于温补"的思想。太冲为足厥阴肝经之原穴、输穴，脉气盛大，泻其能调冲理血。诸穴针灸合用，共促胎儿速下，顺利娩出。

（4）吐血

唐某，男，45岁。1940年9月16日就诊。病吐血，发时吐血如注，前医以清凉甘露饮、四生丸治之不效，复以犀角地黄汤、葛根芩连汤亦无效。经友人介绍前来就诊。刻诊症见：面白少神，身热口燥，喜热饮但不多；舌红润，无苔，脉大而中空。

先生诊为吐血，为阴不潜阳，阳气外越之候也。急宜回阳为首务，投以白通汤加荆芥炭、侧柏炭、白茅根。一诊处方：生附子30克（先煎两小时）、干姜20克、葱白4段、荆芥炭15克、侧柏炭20克、白茅根30克，水煎服。服3剂后血止，唯见神差少言、气短心累，遂予柴芍六君并八珍汤调之。二诊处方：人参30克、白术20克、茯苓15克、熟地黄30克、白芍15克、当归15克、陈皮10克、柴胡12克、炙甘草10克。连服4剂痊愈，饮食和精神相应增进。

吐血为血证的一种。血证是指血液不循常道，溢出脉外，或上溢于口鼻诸窍，或下泄前后二阴，或渗出于肌肤等一大类出血性疾患。《医学正传·血证》云："从胃而上溢于口者，曰吐血。"吐血病位在胃，分出于五脏。《血证论·吐血》指出："凡人吐痰、吐食，皆胃之咎。血虽非胃所主，然同是吐证，安得不责之于胃。"《杂病广要·吐血》曰："因悲忧所致，咳嗽血者，出于肺经。因思虑所致，痰涎血者，出于脾经。因惊所致而吐血者，出于心经。因怒所致吐血者，出于肝经。因房劳而咯血者，出于肾经。中气失调，邪热在中而呕血者，出于胃。"说明吐血不仅关系到胃，且与心、肝、脾、肺、肾诸脏有着密切关系。至于血证病因病机，《景岳全书·血证》言："血本阴精，不宜动也，而动则为病。血为营气，不宜损也，而损则为病。盖动者，多由于火，火盛则逼血妄行；损者，多由于气，气伤则血无以存。"指出血动之由，唯火唯气。先生亦明确指出："血统于气，气有余便是火，火盛则逼血外出，不能循经，如丈夫刚暴，妇人不能安于室而外逸。气不足即是火衰，不能统摄诸血，如丈夫懦弱，不能约束其妻而外出也。夫血者，喜温而恶寒，寒则滞塞而不流通，温则消而去之，所谓热则行，寒则凝也。"认为"气血不可须臾离也"。血证的发生与气盛生火或气虚不摄有关。血为阴，气为阳，血的正常运行依赖气的推动、固摄。据此，先生提出治疗血证应从调气、补气着手。

对于此例吐血证，先生辨证分析指出，前医以身热口燥、脉大、喜饮等症，认为属热迫血行，投以清热凉血之药治之，然而却未见效。殊不知吐血过多，阴液已是耗竭，以致阳气无所依附而外越。该患者脉虽大然而中空，乃真阳外脱之症。口虽渴而不多饮，此属假渴；若热盛而渴则饮水必多，脉必不空而有力。因此，本案实为真寒假热、阴盛格阳之证也。加之脾胃阳虚而气不能摄血，故血外溢于口而致吐血，治宜引火归原以回阳，兼以止血。如一味寒凉滋阴，只能促成阳气更加衰微的结果，阳绝则死。正如《先醒斋医学广笔记·吐血》所言："降火必用寒凉之剂，反伤胃气，胃气伤则脾不能统血，血愈不能归经矣。"

吐血一证，乃中医急症之一，尤关生死安危。《血证论》谓："存得一分血，便保得一分命"。对于血证治疗，先生认为："治血证而急于止血，与不急于止血，均非其宜；若急于止血，非寒凉药品不能为功，将来凝结成块，复发之时，往来哽咽致死，或闭经成疾，害莫大焉；不急于止血，去多而虚，续发成劳，终致伤身，其与急于止血者，五十步与百步耳。"指出若任其出血则易成血虚之患；但妄用寒凉药物止血则伤及阳气，易使寒凝瘀血阻滞经脉而诱发新的病症。因此，止血并非治疗血证的首务，临证务须辨明证候之寒热虚实，辨证论治，切不可盲目用药。这与《张氏医通·诸血门》所谓"吐血者，一吐则倾盆盈碗，治法不可骤止……亦不可宜峻攻"治则相似。

本案因过服寒药致阴寒凝滞，气机不通，逼阳于外，久则阳气虚而不能摄血，加之气机升降逆乱，气逆于上，以致吐血。出现身热口燥、喜热饮但不多、脉大而中空等症，先生认为乃阴不潜阳、阳气外越之候，证属阴盛格阳，急宜回阳当先，投以白通汤加荆芥炭、侧柏炭、白茅根。方中生附子、干姜大辛大热，回阳救逆，补火扶阳祛寒；葱白破阴通阳，交通阴阳。辛温通阳之葱白，合姜、附则能通阳复脉。荆芥炭入血分而止血，侧柏炭、白茅根均可凉血止血，三药同用，则止血之效倍增。诸药相合，可防阴盛逼阳，破阴回阳，并能速效止血。上方服用3剂后，仍有神差少言、气短心累之症，又与柴芍六君并八珍汤调之。方中人参与熟地黄相配，益气养血；白术、茯苓健脾渗湿，助人参益气补脾；当归、白芍养血和营，助熟地黄滋养心血；柴胡疏肝行气，芍药柔肝敛阴，二者合用，疏肝柔肝；陈皮燥湿理气和中，推动脾胃升降；炙甘草益气和中，调和诸药。诸药合用，共奏益气养血、理气和中、调畅气机之功，以资生化气血。服药 4 剂后，患者痊愈，饮食和精神相应增进。

除了应用中药治疗吐血之类血证外，先生根据其多年临床经验和研究心得，强调亦可辨证选用针灸配合治疗。针灸治疗血证时，依据血证的病因病机，选取百会、膻中、中脘、气海、关元、膈俞、外关、鱼际、通里、肝俞、膏肓、脾俞、肺俞、心俞、足三里等穴。在操作方法上蒲氏着重强调"以上各穴唯膏肓、气海两穴宜灸，除外各穴均宜热泻寒补"，旨在重灸膏肓、气海以固摄正气，体现"有形之血不能速生，无形之气所当急固"的治疗原则；而其余各穴的操作应根据疾病气盛、气虚的不同辨证使用补泻手法。方中膈俞为血会，善治各类血证；百会、中脘、足三里、关元补益正气之效强；膻中为气会，可与外关共调气机；鱼际、肺俞属肺经，肺朝百脉；通里又为心经络穴，心俞为心之背俞穴，而心主血脉；又肝主藏血，缪仲淳言"吐血者，肝失其职也，养肝则肝气平而血有所归"，故取肝脏背俞穴肝俞养肝调肝。诸穴配合，共奏调整肺、心、肝三脏功能，摄血养血固气之功。

二、医话

蒲湘澄先生在《中医实验谈·卷八》中以六经辨证为提纲，逐次分析太阳、阳明、少阳、太阴、少阴、厥阴之为病的本证、变证、兼证及救误之理、法、方、药，详细阐释了伤寒病的诊治理论。此外，《中医实验谈》卷一和卷二以病症为纲，详述中风、瘫痪、历节、癫狂、痰饮、咳嗽、肿胀、痢疾、疟疾、头痛、虚劳、痨瘵、遗精、胃痛、失眠、哮喘、噎膈反胃、痞满、霍乱、痧证、瘟疫、喉蛾、疝气、腰痛、淋证、缩阳、耳聋、牙痛、瘰疬、白带红崩、痔疮等 30 余个病症的病因、病状、治法、用方，阐述各病的病因病机、证候、针灸处方、中药处方，实为先生多年临床治疗经验的总结。

1. 伤寒病诊治

蒲湘澄先生在《伤寒论》经典理论指导下，并结合自身多年的临床经验，在伤寒六经病的辨证诊断和治疗方面均有独到见解。

（1）提炼伤寒六经病主症

六经病证候早在《伤寒论》中已有纲领性的阐述。例如，太阳病，脉浮，头项强痛而恶寒；阳明病，胃家实；少阳病，口苦，咽干，目眩也；太阴病，腹满而吐，食不下，自利益甚，时腹自痛；少阴病，脉微细，但欲寐也；厥阴病，消渴，气上撞心，心中疼热，饥而不欲食，食则吐蚘，下之则利不止。虽已论及六经病的辨证提纲，但各症中的主次及相互关系尚未阐释。

蒲湘澄先生去繁就简，提炼六经病的主症。例如，太阳病以恶寒为纲，浮脉为正气抵抗外邪之脉象表现，头项强痛是太阳经经气运行受阻导致；而恶寒为外邪束表，卫阳被遏，不能发挥"温分肉"功能，所谓"有一分恶寒，即有一分表证"，说明恶寒在太阳病中的重要地位。阳明病以恶热为纲，《灵枢·本输》曰"大肠、小肠皆属于胃"，胃家包含胃、大肠、小肠，仲景认为阳明病为胃家实，即邪气盛实。蒲氏明确指出，阳明病必见恶热征象，身热恶热为病在阳明之气，卫阳郁闭于内则见身热恶热。少阳病以往来寒热为纲，少阳证邪在半表半里之间，邪气入与阴争则寒，与阳争则热，而口苦、咽干、目眩反映了胆火上炎、灼伤津液、火气为病的特点。太阴病以不渴自利为纲，脾胃为中州，故有腹满而吐、食不下之症，而太阴为病，寒湿内停在上表现为不渴，在下表现为下利。少阴病以欲寐为纲，少阴属心、肾二脏，心气不足则精神萎靡；肾阳不足则体力衰惫，故呈现似睡非睡的衰微症状；而脉微细为阳气不足，阴血不充所致。厥阴病以吐蚘为纲，厥阴主风木，木中有火，风气相煽则生蚘。

（2）鉴别伤寒六经病相似症

蒲湘澄先生将伤寒病相似症结合在一起进行叙述，以利临床辨析。例如，恶风者见风始恶，而恶寒者不见风亦觉寒；蓄水则小腹满痛而小便不利，而蓄血则小腹硬满而小便自利；水火交结于胸膈之间为结胸，水火无形之气塞于胸膈之间升降不得自如、但满不痛为痞。

蒲湘澄先生还重视相似方药治疗伤寒病证的辨析。大承气汤厚朴倍于大黄，是气药为君，以下燥屎；小承气汤则大黄倍于厚朴，是气药为臣，以和胃气；猪苓汤与五苓散有天渊之别，五苓散治太阳之水，故用桂枝暖肾以行水；而猪苓汤治阳明结热，用阿胶滋阴以利水。大承气汤所下者为燥屎，而大陷胸汤所下者为蓄水。以上辨析对于伤寒病的辨证诊断、治疗用药具有重要的指导意义。

（3）提出伤寒六经病治疗方药和针灸取穴

先生在《伤寒论》的基础上根据自己的临床体会，增补了六经病的治疗方药。例如，《伤寒论》对于少阳证的治疗，以小柴胡汤治疗少阳本证，以柴胡桂枝汤、大柴胡汤、柴胡加芒硝汤、柴胡桂枝干姜汤、柴胡加龙骨牡蛎汤治疗少阳兼变证。蒲氏则对少阳病的治疗方药进行细化，以小柴胡汤加减治疗半表证；大柴胡汤治疗半里证；邪在半里寒热相搏于中而见呕吐腹满，则宜黄连汤；寒热阻心拒格而见饮食入口则吐，宜干姜黄芩黄连汤。而少阳腑证致胆火下攻于脾，宜黄芩汤加减。

除少阳经证以外，蒲氏对于其他六经病证的治疗与《伤寒论》一脉相承。例如，对于太阳病，蒲氏采用桂枝汤、麻黄汤为基础方治疗太阳本证，以栀子豉汤、桂枝甘草汤为基础方治疗太阳变证；对于阳明经病，则以承气汤、白虎汤、栀子豉汤治疗阳明本证，以茵陈蒿汤、栀子柏皮汤、麻黄连轺赤小豆汤治疗阳明变证。

对于合病及并病之用药，蒲氏认为三阳合病见太阳之头痛发热、阳明之恶热不眠、少阳之口苦咽干者，宜用白虎汤；二阳并病若见当汗而不汗、其人烦躁、不知痛处、乍在腹中、乍在四肢、按之不可得、短气以汗出不微，宜大青龙汤更发其汗；若见太阳症罢但发潮热、手足漐漐汗出、大便难而谵语，则以大承气汤下之。

除了内服中药治疗伤寒之外，蒲湘澄先生亦详述针灸治疗处方。《中医实验谈·卷三》"六经记要"针对太阳病、阳明病、少阳病、太阴病、少阴病、厥阴病的本证、变证、救误等，都采取针、灸、药并用。

太阳病有经证、腑证、蓄尿证、蓄血证、蓄热证及癃闭证的不同。太阳经证，见头项强痛、腰背骨节俱疼、发热、自汗恶风，其病机为风邪伤卫，方药用桂枝汤。若无汗而恶寒者，为寒邪伤营，宜麻黄汤治疗。如头疼身痛、发热恶寒、无汗烦躁者，为风寒两感，当用大青龙汤。在服用中药的同时以上各证均宜针风府、太阳、风池、委中、腕骨、小海、后溪，并配合攒竹刺血。若干呕而咳，或口渴，或下利，或噎塞，或小便不利，少腹满而喘促，内服小青龙汤，外治针风池、风门、飞扬、百劳，刺少泽出血。太阳腑证，为邪传膀胱所致，见口渴、烦躁不得眠、小便不利、水入即吐，当用五苓散治疗；蓄尿证，患者小腹硬满、小便短赤不利、口渴、其人如狂，亦用五苓散；蓄血证，则小腹硬满、但小便自利，以五苓散加红花、桃仁、小蓟、生地黄、当归治疗，并针刺太溪、太冲、中封；蓄热证，见小腹不满、口渴尿赤，以五苓散去桂枝加滑石内服，并针三阴交、阴陵泉、京骨、委中、气海，轻灸中极或关元；太阳癃闭证，因蓄尿过多、阴寒闭滞而致尿不得出，腹胀异常，此时不可妄用五苓散泻下通利，宜选用白蔻、砂仁、半夏、肉桂、桔梗、升麻、生姜等药，使上焦得通，中枢得运，并配合艾灸中极、关元、三阴交，则癃闭自除。而对于误治所致的太阳变证，也以针药并用予以救治。例如，不应下而下之，导致下利、清谷不止、身体疼痛者，以救里为要，选四逆汤，并加灸天枢、关元、气海、中脘、三阴交，而后以桂枝汤救表；若大汗大利而厥者，以四逆汤内服，并重灸中脘、关元、足三里、涌泉、天枢、脾俞；太阳发汗太过，遂漏下不止，恶风小便难、四肢微急、难以屈伸者，以桂枝汤加附子汤，并灸天枢、中极，针三阴交、照海、昆仑、曲池、足三里救治；若太阳病，发汗过多而致发热、头眩、身𥆧动，则以真武汤配合艾灸中脘、章门、命门、肾俞、气海、三阴交；太阳病邪传少阴，见身重欲寐，此因肾与膀胱相表里，病邪从表里经传变所致，宜选用麻附细辛汤，并针昆仑、委中，灸三阴交、太溪、命门；若阳盛于内而误服桂枝汤，致大汗出后烦渴不解、脉洪大、背微恶寒者，宜选用白虎汤，并取合谷、足三里、曲池、尺泽针刺，用泻法，若汗多则灸百劳；太阳证误下，导致下利不止，以桂枝加葛根汤，并灸天枢、合谷，针足三里、风池；伤寒六七日，若大便不通则为里证，若头痛有热则为表证，此时当以下法治疗，则里和而表自解，当内服承气汤，并轻灸章门，针刺太白、照海、支沟、承山，用泻法；若烦热、汗出则解、日晡发热、脉实者，治当以大承气汤泻下，并配合针足三里、合谷、内庭，用泻法。若脉虚，则宜发汗，以桂枝汤配合针风池、腕骨治疗；发汗后恶寒者，为表虚所致，以灸百劳、中脘、气海、风门治疗；发热而不恶寒者，为表实，治当和胃气，以调胃承气汤并针承山、章门，灸中脘治疗；若发汗后心下痞满，痛引胁下，干呕短气，汗出不恶寒，宜十枣汤配合针章门、期门、外关，灸中脘、下脘治疗；发汗后心下痞硬，干噫食臭、胁下有水气、腹中雷鸣下利者，当选用生姜泻心汤，并灸天枢、水分、中脘、膻中、期门。

　　阳明病包括经证、里证、腑证，太阳阳明证、正阳阳明证、少阳阳明证。阳明经证，见前额连眼眶胀痛，鼻塞流清涕，发热不恶寒，或鼻干，恶热，不得眠，宜葛根汤并针二间、三间、合谷、曲池、足三里、内庭。阳明病里证见壮热口燥，心烦，渴欲饮冷，或汗出恶热，以白虎汤配合针曲池、合谷、足三里，刺商阳、金津、玉液出血。阳明病腑证则口燥心烦，张目不眠，声音响亮，口臭气粗，大便闭塞，日晡潮热，谵语，手足腋下溅然汗出，宜大小承气汤，针曲池、合谷、间使、内庭、足三里。若病人本为太阳病，治之失法，损伤津液，致太阳之热乘胃燥而转入阳明，则变为阳明病太阳阳明证，见小便数，大便难，谓之脾约，宜麻仁丸治疗；若少阳病治之失法，亡其津液，使少阳邪气乘胃燥而转入阳明，则见少阳阳明证，患者大便结燥，宜针承山、太冲、太白、支沟。正阳阳明证则因病人素体阳盛，或素有宿食，外邪传入，邪气入胃，谓之胃家实，宜大承气汤，并针承山、太冲、太白、支沟。除胃家实，阳明病亦见虚热，如咽干，口干口苦，腹满躁烦，寻衣摸床，不得卧寐，消渴而小便不利，凡在胃之外者，悉是阳明表证，当以栀子豉汤治之，针三间、合谷、解溪、足三里。对阳明病的治疗，蒲湘澄先生特别强调"阳明病，如未见舌苔干燥、喷热如火，痞、满、燥、实、坚，按之石硬，谵语狂言之病状，不得妄用大小承气汤，恐误下，正虚故也"。

　　少阳病，有经证、腑证、半表半里证。少阳病经证者，头痛在侧，喜呕不欲食，胸胁满，往来寒热，此为虚火，宜选用小柴胡汤，并针中渚、支沟、外关、足临泣、阳辅、丘墟；若往来寒热、心中痞硬、郁郁微烦、呕不止者，为实火，宜大柴胡汤，针中渚、支沟、外关、足临泣、阳辅、丘墟，用泻法。少阳病腑证，见口苦，咽干，目眩，宜黄芩汤，并针中渚、支沟、外关、天井、阳陵泉、足临泣、阳辅、丘墟、足窍阴、关冲刺血；呕而痞满者，宜半夏泻心汤，并灸巨阙、中脘；若胸中有热，胃有邪气而腹中痛者，宜黄连汤，刺厉兑、窍阴、关冲出血，针中脘、足三里。

　　太阴病有经证、五饮证、行痹、着痹、阳黄、阴黄等证。太阴病经证见腹满而吐，食不下，自利益盛，时腹自痛，手足不温，宜理中汤，并针足三里、中脘、尺泽、脾俞、天枢、气海、肺俞，灸食窦，刺少商、隐白、阴陵泉出血，加灸丰隆、偏历以助之。太阴之邪，从阳化热，发汗后不解，腹痛，当急下之，宜大承气汤，并针三阴交，用泻法。腹满时痛者，宜桂枝加芍药汤，针承山，灸中脘、足三里。大实常痛者，宜桂枝加大黄汤，针中脘、三阴交。太阴病五饮证，属痰饮病类，治疗当以温中燥脾、除湿行水为主，针脾俞、肾俞、肺俞、气海、大包、食窦、中脘、足三里。太阴病之痹证，若流走作痛者，为行痹，如赤肿手不可近者，当以清热之法治疗，针患处局部腧穴；不赤不肿者，宜温中除湿，灸患处腧穴。太阴病见阳黄者，周身皮肤尽黄，小便不利，不恶寒而渴，方选五苓散加茵陈，针外关、腕骨、申脉、足三里、公孙；阴黄者，身黄而腹痛厥逆，身重嗜卧，口不渴，或脉无力，以附子理中汤加茵陈，灸气海、关元、足三里、中脘、合谷、百劳、涌泉、三阴交。

少阴病有经证、协水证、协火证。少阴经证，见脉沉细微，但欲寐，背恶寒，口中和，腹痛下利清谷，小便白，宜回阳治之。如见发热者，是邪尚未尽入少阴，犹连太阳也，宜选麻黄附子细辛汤，并灸太溪、三阴交，针复溜、神门、少海，加灸支正、飞扬，以提高疗效。少阴病协火证，见心烦不眠，肌肤燥热，神气不减，小便短而咽中干，脉沉细，方选黄连阿胶汤。少阴病协水证，证见目瞑倦卧，声低息短，少气懒言，身重畏寒，四肢厥冷，腹痛而泻，以四逆汤、附子汤、真武汤、吴茱萸汤治疗，并灸关元、气海、足三里、合谷、中脘、章门、食窦、命门、肾俞、内关、飞扬。

厥阴病包括经证、纯阳证、纯阴证、寒热错杂证。厥阴病经证，见消渴，气上冲心，心中疼热，饥不欲食，食则吐蛔，下之则利不止，宜服乌梅丸或当归四逆汤，针间使、中封、内关、中脘、太冲、大陵；厥阴病纯阳证，见张目不眠，口臭气粗，身轻恶热，上攻则见喉痹，下攻而便脓血，药用黄连、阿胶、麦冬、天门冬、鸡子黄、玉竹、石膏等药，刺中冲、关冲出血，针三阴交、内关，用泻法；厥阴病纯阴证，见四肢厥冷，爪甲青黑，腹痛拘急，下利清谷，呕吐酸苦，药用附子汤加干姜、砂仁、吴茱萸、川椒，并灸关元、气海、中极、足三里、命门、合谷、天枢、百会。厥阴病寒热错杂证，见腹中急痛，吐利厥逆，心中烦热，频索饮冷，饮而即吐，烦躁与腹痛更增，宜选大剂量回阳药加黄连汁治之，或乌梅丸，宜刺中冲、关冲、大敦、足窍阴出血，针内关、阳辅、太冲，灸足三里、关元、命门、鸠尾、合谷、肾俞。

蒲湘澄先生除详述伤寒六经病不同证型的具体中药、针灸处方以外，还特别强调:"凡三阳病用针后均须取与本经相表里之经络穴以助之。如足太阳膀胱经、手太阳小肠经必取肾与心之络穴大钟、通里,足阳明胃经、手阳明大肠经须取脾与肺之络穴公孙、列缺,足少阳胆经、手少阳三焦经须取肝与心包之络穴蠡沟、内关。凡三阴病用灸后均宜取与本经相表里之络穴以助之,如手太阴肺经、足太阴脾经须取大肠与胃之络穴偏历、丰隆,足少阴肾经、手少阴心经须取膀胱与小肠之络穴飞扬、支正,足厥阴肝经、手厥阴心包经须取胆与三焦之络穴光明、外关。凡病在三阴者多灸。"以期表里经配穴,提高疗效。

(4)详述伤寒六经病用药方义

《伤寒论》对于治疗用药的意义并未阐述,这使后代学者容易生搬硬套,不知变通。针对这个缺陷,蒲湘澄先生对伤寒病治疗用药方义进行论述,阐释用药思路。例如,针对痞证的治疗,半夏泻心汤以芩、连大苦降天气,姜、枣、人参辛甘以升地气;而对于痞证误下而致胃虚,则以甘草泻心汤倍用甘草以缓中顾护胃气;代赭石汤治疗心下痞证见胃虚夹饮、水气上逆作噫,方中赭石镇逆,人参、甘草养正补虚,生姜、大枣和脾养胃。

针对太阳病误治的救治法,蒲湘澄先生亦明确方药之意义。例如,桂枝汤加附子治疗太阳误下致汗多亡阳,附子固少阴之根。芍药甘草附子汤用附子以补阳,白芍、甘草调营气以濊其汗。茯苓四逆汤治疗太阳证误治见烦恐、肾水上泛,以茯苓镇水。桂枝汤去白芍加蜀漆、龙骨、牡蛎治疗火逆证,意在以桂枝直达心阳;去白芍之阴者,恐白芍之阴留恋,影响桂枝功效;蜀漆主统神;牡蛎为有情之物,敛其浮越,引神以返其宅,重以镇怯固脱。桂枝汤加白芍三钱治疗太阳陷入太阴表里俱见之证,白芍加量,助桂枝深入阴分。桂枝汤加大黄二钱治疗太阳入于太阴见腹部大实痛,用大黄以通之,通则不痛,但外邪仍在,故仍以桂枝汤解表为主。

而对于少阴病的遣方用药之目的,蒲湘澄先生亦有阐述。例如,麻黄附子细辛汤加甘草二钱治疗少阴证见发热脉沉,用附子温肾阳,麻黄发表,细辛直上以升阳,发汗则用甘草益中气以达之;黄连阿胶汤治疗少阴病见心中烦不得卧,方中纯用清火养阴之药,即黄连、黄芩、白芍、阿胶;附子汤治疗少阴病见身体痛、骨节疼、背恶寒等症,故以附子温肾助阳;甘草汤加桔梗治疗少阴上火证,方用甘草清火消肿,桔梗开利阴火;桃花汤治疗脾土有寒、心经血分有热所致下利脓血，方中重用质柔之粳米补中以止下利；半夏汤用于风寒客于少阴经的咽痛，其中桂枝以散寒，半夏以降痰，甘草以缓中；竹叶石膏汤滋养肺胃之阴气以生津液，善治客热不退的虚烦，实为调养善方。

（5）重视伤寒六经病方药煎服法

蒲湘澄先生治疗伤寒病证，重视汤药煎服，其具体方法继承了《伤寒论》的煎服法而有变通。例如，桂枝汤只要求稀粥温服以取微汗，而对于更服与禁食并不强调；小柴胡汤不强调去滓再煎；服用乌梅丸并未强调禁生冷、滑物、臭食等，以上方法简化了方药的煎服法。而对于小陷胸汤，蒲氏强调要以下黄涎为度；十枣汤直攻水邪，用于水饮重症，以通利为度，强调根据疗效决定煎服用药的原则。

2. 内科病诊治

蒲湘澄先生在《中医实验谈》卷一和卷二中详述瘫痪、历节、癫狂、痰饮、咳嗽、哮喘、肿胀、疟疾、血证、虚劳、痨瘵、失眠、胃痛、噎膈反胃、痞满、霍乱、痧证、瘟疫等病的病因病机、证候、针灸处方、中药处方。

（1）瘫痪、历节

瘫痪是以肢体运动功能障碍为主症的病症，蒲氏总结瘫痪的症状后认为"瘫痪者，四肢拘急麻木不仁也，古人以左瘫右痪分之……足弱不能行步，手不能握物"。

蒲湘澄先生认为"脾胃受湿，肾气亏损"是导致瘫痪的根本病机。《中医实验谈·卷一》指出："肾乃后天坎卦，一点真阳，寓于二阴之中，居极阴之地，乃人身元气之根、立命之主。若此经受病，则各经莫不受其影响。但脾胃职司转运之权，同处中州，一阴一阳，全赖君相二火之往来熏蒸，始能分别清浊，燮理阴阳，倘无二火往来其间，脾阴受滞，又安望输精皮毛，溉润骨髓。加以日久浸淫，变证蜂起，或醉后，或远行后，或乘车后，或疲劳后，百脉开张，血气未复，即被损伤，以致足弱不能行步，手不能握物。"说明人身肢体有赖先后天滋养，肾为先天之本，中焦脾胃化生的气血有赖肾中元阳的蒸腾气化濡养肢体，维持人体正常的运动功能。若起居失常导致肾气亏损、脾胃受湿，先后天相互影响，使得气血生化乏源，或气血无法蒸腾导致筋肉肢体失养，而见四肢瘫痪。

蒲氏指出，瘫痪"新得者易愈，久者难医"，应针药并用及早治疗，治则当"大温以守中，复阳为主。阳气自复自能旋转自如，其病即瘥"。针灸治疗可取"百会、风池、风府、太阳、合谷、曲池、尺泽、足三里、环跳、肩髃、绝骨、太冲、水沟、阴陵泉、阳陵泉、昆仑、大椎、气海、关元、肝俞、肾俞、脾俞、胃俞、八邪、八风、十宣"等穴。方中气海、关元温阳益气、培元固本，肝俞、肾俞、脾俞、胃俞补益脏腑，足三里健脾和胃、补益气血，百会、大椎、风池、风府、太阳升提阳气，绝骨益髓健骨，合谷、曲池、尺泽、足三里、环跳、肩髃、阴陵泉、阳陵泉、昆仑通经活络，水沟、八邪、八风、十宣启闭开窍，适用于中风闭证、脱证后的肢体瘫痪。本病可供选择的腧穴较多，临证时可酌情选用。正如《中医实验谈·卷一》开篇强调："本书每病理后，所取穴道太多，是指此病应取之穴，非一次所用之穴，除重病须多取穴道治疗外，其余可随便酌取。"除针灸治疗外，蒲氏还配合中药加强疗效，予以续骨丹治疗下肢软弱，药用天麻五钱、白附子五钱、牛膝五钱、木鳖子五钱、羌活五钱、乌头一钱、地龙一分、乳香二钱、没药二钱、辰砂一钱；金刚丸治疗肾气虚损不能起，以萆薢、杜仲、肉苁蓉等分为细末，酒煮猪腰一对捣糊为丸。

历节与瘫痪均有肢体运动功能障碍，但历节的证候以"骨节疼痛，不可屈伸"为主。蒲氏认为"历节一证，内经谓之曰痹，痹分三种，经曰风寒湿三气杂合而为痹"。《素问·痹论》曰："风寒湿三气杂至，合而为痹也。其风气胜者为行痹，寒气胜者为痛痹，湿气胜者为着痹也。"《金匮要略》将痹证称为历节。《中医实验谈·卷一》论述了历节病病因、临床表现，亦说明其发病病位及发病机制，"历节者，其受病之由，则为肝肾之气不足。肝主筋，肾主骨，若风与寒湿之邪入于筋骨，则凝闭不通，而筋骨痿缓，历节疼痛之症作也"。瘫痪与历节均为肢体运动功能障碍，但历节"非若瘫痪之身不能自主也"，说明二者是不同的两种病证。

蒲氏治疗历节，针灸取穴以"曲池、曲泽、尺泽、天井、肩髃、足三里、绝骨、环跳、三阴交、解溪、风市、天应穴"为主，还可"并选治瘫各穴以助之"。其选穴特点以各经四肢特定穴为主，意在疏通经络、缓解疼痛。治疗历节的中药汤剂可选乌头汤（麻黄五钱、白芍一两、黄芪一两、炙甘草一两、草乌头八钱）、独活寄生汤等疏经通络、宣痹止痛。

（2）癫狂

癫狂包括癫证与狂证，均属精神失常疾病。癫证最早见于《内经》。《灵枢·癫狂》曰："癫疾始生，先不乐，头重痛，视举目赤，甚作疾，已而烦心。"《难经·二十难》阐释癫狂的病机为"重阴者癫""重阳者狂"。因此，癫证多为精神忧郁、表情淡漠、沉默痴呆、语无伦次等喜静的特点；狂证则是精神亢奋、躁扰不安、毁物多怒。蒲湘澄先生结合多年临床经验指出："狂者，狂言乱语、重复不止、喜动恶静；癫者，如痴如呆、自言自语、喜静恶动。"

先生认为，本病由于病人真气不足，邪气侵袭肝肺两经所致。邪气侵犯肝经，则肝木不疏，不能遂其发疏之职，郁而为热，燥气上炎，由于肝经与督脉会合于颠顶，故邪气循经上扰而致脑神错乱。肺为清虚之府，不容分毫阴邪，若寒湿诸邪侵袭肺经，肺气失权，导致痰涎壅滞不通，阻塞清道，因肺居至尊之位，一旦受邪，必下犯于心，则君火不能上达，君主失权，则痰迷心窍，神志不清。肝主疏泄，如邪迫近于肝，则狂骂打人；肺主悲哀，邪迫近于肺者，则自言自语、如痴如呆。因此，癫狂发病是由于真气不足，邪气侵袭所致，真气一衰，则寒湿痰邪蜂起，而狂乱之证作也。狂证神乱，癫证痰阻。

癫狂之证或因痴妄而成，或因恐怖而得，无论何种，其治法均应化痰镇惊并佐以疏肝清肺。相对中药内服，针灸治疗癫狂取效更速。不论中药内治还是针灸外治，务以祛痰除邪为先，并扶助真气，真气一足，万窍流通，阴邪自然无从克入，则癫狂得除。治疗狂证针灸取穴百会、心俞、胆俞、肝俞、膏肓俞、风池、风府、神门、间使、内关、命门、外关、中冲、关冲。癫证取穴三焦俞、大肠俞、小肠俞、涌泉、水沟、承浆、中脘、上脘、尺泽、合谷、足三里、太溪、手足鬼眼穴、鸠尾。方中百会、风池、风府清利元神，心俞、胆俞、肝俞、膏肓俞、三焦俞、大肠俞、小肠俞调补脏腑真气，神门宁心安神，命门培元固本，间使、外关清心泻火，合谷、内关、中脘、上脘、鸠尾行气豁痰，中冲、关冲、涌泉、水沟、承浆开窍醒神，尺泽清肺祛痰，足三里健脾养胃、和中化痰，手足鬼眼穴为《备急千金要方》所记载的治疗癫狂等神志病的经验效穴。诸穴配合，可补真气，豁痰开窍，醒神定志。

除针灸治疗癫狂之外，也可配合中药内服。例如，柴胡加龙骨牡蛎汤，本用于治疗伤寒下后惊烦、小便不利、谵语身重不能转侧，蒲氏用此方治疗癫狂每获奇效。此外，丹栀逍遥散加胆南星、大黄治忧郁而致癫狂；热盛者则用龙胆泻肝汤；抱龙丸（水银二两、黑铅一两五钱、朱砂二两、乳香一两）用于治疗恐怖所致癫狂及妇人产后血虚惊恐；礞石滚痰丸治疗痰浊蒙心的癫狂，但正气亏虚者不可用；加味地黄汤（当归五钱、怀山药五钱、泽泻五钱、丹皮五钱、枣皮五钱、白芍五钱、枣仁五钱、石菖蒲五钱、地黄五钱、远志五钱、茯苓一两、白芥子四钱）治疗癫狂虚证。此外，蒲氏还常用民间验方治疗癫狂，如白术一两、人参五钱、白芥子四钱、法夏三钱、南星三钱、石菖蒲三钱、柴胡四钱、白芍四钱、陈皮二钱、黑栀二钱、甘草二钱，或石菖蒲、生姜捣汁灌服等，均可治疗癫狂。

（3）痰饮

痰饮是体内水液输布、运化失常，停积于体内某些部位的病证，痰饮留滞日久容易引起其他变证。蒲湘澄先生指出："痰饮者水湿之别名也，痰饮一证，起伏无常，变证百出。"蒲氏根据长期临证经验论述痰饮的不同证型："食少饮多，若小便自利者，则为消渴证，小便不利者为留饮。留者，留而不去也，留于心下，则背冷如掌大；留于肝部，则胁痛引缺盆；留于肺部，则短气而喘；留于四肢，则历节疼痛；留于脾，则肿身重；留于肾，则阴囊及足胫肿大。如邪久不去，愈入愈深，隐伏难攻，谓之伏饮。留伏而外，又有痰悬溢支四饮之分。水走肠间，沥沥有声，谓之痰饮。水流胁下，咳唾引痛，谓之悬饮。饮水流行归于四肢，当汗出而不出，身体疼痛而重，谓之溢饮。咳逆短气，不得卧眠，谓之支饮。"详述了留饮、伏饮、痰饮、悬饮、溢饮、支饮的不同表现及具体病位。

先生在《中医实验谈·卷一》"痰饮"中阐释了本病的病机，"《内经》曰：饮入于胃，游溢精气，上输于脾，脾气散精，上归于肺，通调水道，下输膀胱，水精四布，五精并行。但此一节经言，不过言平常人饮水养生之理，若已成痰饮之病，则为太阳失运，水液不行，一由中宫火衰，转输失职；或由心阳不足，不能镇纳君阴，水气上逆，得阳熬煎则稠而成痰，得阴气凝聚则稀而为饮。总之由于脾气不运，水道不输，膀胱水精不能四布，则痰饮之病出也。"由此可见，脾阳不振、心阳不足是导致痰饮的关键。

蒲氏治疗痰饮，重视强健脾胃运化功能，并提出将养措施："治此病者，当以补土为主，并令病人多运动，少饮水，戒生冷，减肥甘，自能少生此病。"治疗痰饮针灸取穴脾俞、肾俞、肺俞、气海、大包、食窦、中脘、章门、胃仓、大钟、支沟、水分、带脉、足三里、尺泽、丰隆、膻中、合谷。蒲氏认为，脾气不运、水道不输是痰饮病产生的根本原因，故取穴多以脾经、胃经特定穴为主，脾俞、大包、食窦、中脘、章门、胃仓、足三里、丰隆调补脾胃、健脾除湿；肾为水脏，主气化水液，故取肾俞、大钟补肾利水；肺俞、尺泽宣肺化痰；气海、水分补气利湿；支沟通利三焦、利水化湿；膻中、合谷行气化湿。诸穴相配，祛邪与扶正并重，病因与病证并除。针灸外治的同时可佐以中药加强疗效。苓桂术甘汤治疗心下痰饮，胸胁支满、目眩；肾气丸治肾虚水肿；甘遂半夏汤治疗留饮；十枣汤治疗悬饮内痛；小半夏汤治疗心下有支饮；苓甘五味姜辛汤治疗卫气不足，咳喘胸满；木防己汤治疗膈间支饮，喘满、心下痞坚；小青龙汤治疗心下有水气，干呕发热、小便不利、少腹满；真武汤治疗痰多壅盛。

（4）咳嗽

蒲湘澄先生将咳嗽分为外感和内伤两大类，并分析二者的病因病机："咳嗽一证，有外感内伤之别，外感者，由于风、寒、暑、湿、燥、火之邪，中于人身，皮毛先受其克伐。夫肺主皮毛，邪一克之，则气机不畅，气欲出而不能，咳嗽即作也。然必有发热、恶寒、身疼、头痛等症可据。若内伤咳嗽，由于病人真阳素弱，脾土日衰，不能生金，唯补其土，其病自愈。故徐灵胎先生论咳嗽曰：脾实则肺金有养，皮毛有卫，已入之邪易出，后来之邪无自而入也。又曰：不治肺而治脾，虚补母之义也。若久咳不已，又属肺肾俱虚所致，肺出气也，肾纳气也，肺为气之主，肾为气之根。凡咳嗽暴重，动引百脉，自觉气从脐下逆奔而上，此乃肾虚不能收气归元之故。一由肺气太弱，不能下生于肾，母病及子，故肺病肾亦病也。"指出六淫侵袭、外邪束肺致外感咳嗽；而肺脾气虚、肺肾气虚是内伤咳嗽的主要病机。诚如《医学心悟》所说："肺体属金，譬若钟然，钟非叩不鸣，风寒暑湿燥火六淫之邪，自外击之则鸣；劳欲情志，饮食炙煿之火，自内攻之则亦鸣。"对于内伤咳嗽的治疗，先生强调："当以补土扶阳为先务，但得离照当空，群阴自可退避，自然水不上泛，气不上冲，而咳嗽之病自痊也。"

咳嗽产生的病因病机不同，直接导致其症状不同，主症皆为咳嗽，蒲氏强调根据兼症的不同对咳嗽进行分型辨证。首先分辨外感、内伤的不同，若见发热、恶寒、身疼、头痛等症，可诊断为外伤咳嗽，如为外感咳嗽则应进一步分辨外邪的不同，"风邪干者，咳而兼自汗恶风；寒邪干者，咳而兼无汗恶寒；暑邪干者，咳而口渴饮冷，困倦无力；湿邪干者，咳而兼四肢疼痛而身重，觉冷不发热；燥邪干者，咳而吐痰胶黏，喜食清冷；火邪干者，心烦饮冷，小便短赤"。内伤咳嗽"脾弱不能生金，则倦卧懒言，四肢无力，气喘促，面白心烦，身不发热，即使发热亦在午后，口吐白泡清痰，盛者痰多如涌；偏于肾者，则气上冲胸，直于清道，喜饮热汤，小便自利"。简明扼要地论述了咳嗽的辨证要点，便于临床运用。

既然病因、病症不同，故蒲湘澄先生针灸治疗咳嗽则随证立法处方，即风邪干者，取风府、风门、风池、尺泽，以祛风宣肺为主；寒邪干者，取穴肺俞、膻中、曲泽、乳根、足三里温寒降逆止咳；暑邪干者，加大杼、合谷泄热；湿邪干者，加脾俞、食窦健脾化湿；燥邪干者，加尺泽、肺俞润燥止咳；火邪干者，加内关、中冲清热泻火、行气化痰；如脾不生金，则取天突、脾俞、食窦、肺俞、风门、曲泽、膻中补土生金、宣肺止咳；偏于肾虚，加俞府、神藏、彧中、三阴交、廉泉补肾纳气。这充分体现了蒲氏辨证取穴、治病求本的治疗思路。

蒲湘澄先生常针药并用治疗咳嗽，如小青龙汤化饮平喘止咳，治疗外感风邪咳嗽，咳而发热身痛；麻杏石甘汤治疗风寒咳嗽；加味平胃散治疗咳而饱闷吞酸；苏子降气汤治疗虚阳上攻，肺气上逆，痰涎壅盛；清燥救肺汤治疗火邪、燥邪所致的干咳无痰；吴萸四逆汤治疗元阳外越上干清道之咳嗽身大热而喜饮热汤；吴萸理中汤治疗脾阳不运之咳嗽；苓桂术甘汤治疗咳而身重欲饮热汤。

（5）哮喘

哮喘是以呼吸急促、困难为特征的疾病。《素问·阴阳别论》云："阴争于内，阳扰于外，魄汗未藏，四逆而起，起则熏肺，使人喘鸣。"《灵枢·五邪》指出："邪在肺，则病皮肤痛，寒热，上气喘，汗出，咳动肩背。"说明本病的发生是因邪气犯肺，肺气上逆所致。《金匮要略·肺痿肺痈咳嗽上气病脉证并治》云"咳而上气，喉中水鸡声"，说明了哮病的特点。《医学正传·哮喘》明确指出："哮以声响言，喘以气息言。"由于哮必兼喘，故常合称哮喘。先生在20世纪50年代曾撰文描述本病症状："呼吸迫促，喘息有音，每发作即持续二至五小时，甚至一昼夜或数天，常在夜间增剧，病人感到缺乏氧气，尽力呼吸，于是鼻孔张大，口腔张开，抬肩点头，呼吸常带笛音，胸廓扩大，肺尖下降，有时伴有咳嗽及吐黏稠痰涎。动作和行路都可使哮喘加剧，严重的病人便不能行动。"并强调临证诊断时还应注意区别短气与哮喘的不同。"短气是气短不相接续，有欲断不能的样子，不是哮喘的呼吸紧骤。不管是息微脉弱、正气虚衰的短气，还是阳明内实、腹满不便的短气，或表证不解的短气"，均应与哮喘鉴别，明确了短气是不同于哮喘的病证。对于哮喘的病因病机，蒲湘澄先生认为，"少数是与遗传有关，又有因职业所引起的"，如药剂师、染织工人、皮革工人等，因药物、燃料等刺激所致。此外，六淫外邪是导致哮喘的主要原因，即所谓"哮者因寒热之邪，渗入肺经，肺气不疏，水伏于肺，结于胸膈之间，随呼吸而齁鼾，沥沥有声，其痰欲出不出，是痰生于肺，而仍不离于肺"。说明外邪袭肺、痰邪交阻是哮喘的主要病机。根据导致哮喘的病因病机的不同，蒲湘澄先生将哮喘分为外感性哮喘、实火哮喘、虚火哮喘和痰饮哮喘。外感性哮喘是由于六淫邪气侵犯导致肺气不舒，多兼见恶寒、发热、身痛、脉浮；实火哮喘是因火邪客犯肺脏所致，临床多见胸满气壮、脉象弦数，或口燥心烦，或尿黄便秘，或痰黄黏稠；虚火哮喘多因肾虚不能摄纳，气不归元，虚火冲逆所致，见气从脐下逆奔而上，脉虚大浮空或细涩；痰饮哮喘是因痰饮留滞胸膈导致肺气上逆，常见喉中痰声沥沥、呕吐、胸膈不利。

由于本病"盖老痰黏稠，阻其气道"，故"治之之法，宜撑之使开也"，当以利膈祛痰治肺为主，兼培正气以祛宿痰，重视消除病因，从源头根治哮喘。在治疗时机上，蒲氏重视"哮喘将发之时治之更效"。说明本病应以预防为主，注重在未发之时治疗可减轻哮喘发作程度、减少发作频次。

蒲湘澄先生针灸治疗哮喘主穴取肺俞、中府、天突、膻中、灵台，外感哮喘加风门、风池、曲泽、尺泽；实火哮喘加尺泽、太渊、少商；虚火哮喘加涌泉、关元、命门、肾俞；痰饮哮喘加丰隆、气海、公孙。方中肺俞、中府分别为肺的俞穴和募穴，二穴相配调理肺气；天突、膻中、灵台降气平喘；风门、风池疏风解表，曲泽、尺泽宣肺平喘，长于治疗外感哮喘；尺泽、太渊、少商可清泄肺热，善治实火哮喘；肾阴不足或元气虚惫均可导致虚火，故取涌泉、关元、命门、肾俞滋肾培元而治疗虚火哮喘；丰隆、气海、公孙可健脾和胃、益气化痰，用于痰饮哮喘。针灸具体操作，蒲氏强调："先从肺俞治之，次取后穴以助之。先补后泻，自能痰化湿消，疾自痊也。"

针灸治疗本病的同时，先生亦配合中药。以圣济射干丸（射干、半夏、陈皮、百部、款冬花、细辛、干姜、五味、川贝母、郁李仁、皂荚去皮子等分研末为蜜丸）治疗一切哮喘；定喘汤治疗肺寒哮喘；桂枝厚朴杏仁汤治疗伤寒病喘证；麦冬汤治疗哮喘火逆上气，咽喉不利；麻杏石甘汤治疗汗出而喘、无大热者。此外，还可用断哮散（白芥子、川乌、胆南星、半夏、生附子、蓖麻油、甘遂各等分，生姜汁半杯，麝香二分）敷贴肺俞、百劳、膏肓，穴药结合，则疗效尤佳。

（6）肿胀

肿胀多因水湿停聚所致，水液的正常疏布离不开肺、脾、肾三脏的协同作用。《素问·水热穴论》曰："勇而劳甚，则肾汗出，肾汗出逢于风，内不得入于脏腑，外不得越于皮肤，客于玄府，行于皮里，传为胕肿，故其本在肾，其末在肺。"《素问·至真要大论》云："诸湿肿满，皆属于脾。"蒲湘澄先生根据自己的临床经验，将肿胀分为水肿和气肿，《中医实验谈·卷一》云："肿胀一病，古人有气肿、水肿之分，然水蓄则气滞而肿，气滞则水壅而肿。"说明气滞、水壅常相互影响而产生肿胀。临证时可根据临床症状区分水肿、气肿，"肿处按而不起者为水肿；按之随手即起者为气肿"。

对于肿胀的病机，先生认为："水肿者，因人脾土衰弱，不能制水，泛滥无归，乃随气而入皮肤，即为水肿。气肿者亦有脾土太弱，不能伏藏真火，以致真阳之气外越，湿即随气而上，周身浮肿，即为气肿，总之不必定分气肿、水肿，当知气行一寸，水即行一寸。夫气主人身生杀之机，气调和则体安，气不畅则体病。又有因气化不行而为肿者，因人肾气虚弱而不能蒸化膀胱之气，不循正轨，名曰肾不纳气，亦为气肿。故肿虽同，而其所以肿者不同也。"蒲氏重视阳气对阴水的推动，即"气行一寸，水即行一寸"，强调气机运行通畅在水液代谢中的作用，中焦健运，阳气振奋则气肿、水肿得消。

对于肿胀的治疗，先生强调："以补脾与扶阳为主，土既旺，气既藏，而水自不泛滥也，经曰：火无土不潜藏，知此一句，则治肿之法不难也。"因此，健脾温阳、利水除湿是治疗肿胀的基本法则。关于本病的预后转归，蒲氏指出："但能食者生，不能食者死，此二句极有至理，即可悟脾胃之健强与不健强也，阅者试熟思之。"充分强调了"土既旺，气既藏，而水自不泛滥"的治疗思想。蒲湘澄先生治疗水肿，针灸选穴足三里、脾俞、胃俞以健运脾胃、运化水湿；水分、关元、复溜、绝骨、三阴交、太冲补肾疏肝、通调水道；若气肿、肾不纳气，加气海、食窦以健脾益气。在操作上，先生注意泄水除邪与补气行水的处理，对于气行无力运化水湿所致的肿胀尤其强调灸法补气的重要性，他认为："除水肿宜在太冲、复溜、水分、三阴交各穴放水外，其余各证，均宜用灸，运退其肿为妙。如必须放水时，可在绝骨、三里两穴放之，总之严防小腹出水，水出少则无大碍，若水出太多，水出则气亦随之而出，水尽则气亦尽也。可重灸气海、水分两穴，若二穴已肿可多灸少针，再宜注意者如各穴经施针后，水出不止者，可用膏药盖其针眼，以止水流，病至斯时须待缓图，勿求速愈。当知受病之深，非一朝一夕所可能也。"说明肿胀的治疗不能将水邪一概视为邪气，除之为快，反伤正气，充分强调补气行水的重要意义。蒲湘澄先生凭借多年临床经验观察，指出："此病肿过膝盖至小腹，而脐未平，皮肤润泽者，易愈。已肿没脊骨者，若腹肿而皮肤忽光亮，背肿已过肾俞一二寸者，若肿至小腹而喘促者，均皆不易救治之现状也，重灸各穴以尽人事。"说明肿势过重则针灸治疗难以收效。在针灸治疗时蒲湘澄先生亦常配合中药内服，如五皮饮治疗皮肤水肿胀满、上气喘息；潜阳丹（西砂一两、附子八钱、龟板六钱、甘草五钱）治疗肾不纳气、阴气上腾而致浮肿；防己茯苓汤治疗皮下水肿、四肢肿胀；加味理中汤治疗元气亏虚、面目浮肿。在治疗的同时，蒲氏强调"治后禁忌房事劳动、吹风、生冷、煎炒、厚味，百日内宜淡食"，以巩固疗效。其中控制食盐摄入的"淡食"对于治疗肾性水肿具有非常重要的临床意义。

（7）疟疾

疟疾是感受疟邪引起的以寒战、壮热、头痛、汗出、休作有时为临床特征的一类疾病。《素问·疟论》指出疟疾发作的典型临床症状："疟之始发也，先起于毫毛，伸欠乃作，寒栗鼓颔，腰脊俱痛，寒去则内外皆热，头痛如破，渴欲饮冷。"《金匮要略·疟疾脉证并治》详细论述瘅疟、温疟、牝疟等各种不同的疟疾证型，并指出疟久不愈，形成痞块，即疟母。先生继承前贤理论和自身临床经验指出："一日一发，往来寒热，口苦咽干，胁痛头昏者，少阳疟也。发于上半日者，邪在三阳，发于下半日者，邪在三阴，二日一发者，为痎疟。有数日不解，结为癥瘕，名曰疟母。如手足发热，骨节烦疼，时欲呕，名曰瘅疟，《内经》所谓温疟之重者。然瘅疟但热无寒，温疟则先热而后寒，非若瘅疟之全然不寒也。如先寒后热者，名曰寒疟，《金匮》云多寒者为牝疟，即为寒疟之重者。又有脾阳外越，先吐清水而后发寒热者，似疟而非疟也，当以发作定时为辨。"详细论述不同证型疟疾的证候特点，指导临证诊治。

疟疾发生的原因多与感受疟邪有关。《素问·疟论》指出："夫疟气者，并于阳则阳胜，并于阴则阴胜，阴胜则寒，阳胜则热"。张介宾进一步明确疟邪的存在，《质疑录·论无痰作疟》云："疟邪随人身之卫气出入，故有迟早、一日、间日之发，而非痰之可以为疟也。"虽然疟疾的发生是疟邪侵袭的结果，但亦与病人自身正气不足、引邪深入密不可分。先生在《中医实验谈·卷一》认为疟疾病在少阳，其转归与体质有很大关系。"疟疾者少阳病也，寒热往来，循环作辍，当其发时，憎寒壮热，头疼身痛，呕吐消渴，缠绵起伏，累月经年，虽属少阳，而六经之症无不备具，仲景所以云少阳者，居半表半里之间故也。邪入于阳则热，入于阴则寒，故《内》《难》两经对于此病，皆累牍连篇，周详备至。继而诸家论治方药，百出千歧，或效或否，病象不一，病机亦随人而转变，致有'大病不愁，而愁摆子'之说"。

蒲氏结合多年临床经验分析疟疾的病因病机及治疗法则。"此病来时，必先背恶寒，去必头痛，其病虽属少阳，而来去不离太阳，故《内经》有邪气客于风府之说，治法当以少阳为主，加太阳经穴以助之，收效较速，而用药亦当如是也。然推其治病之由，因盛夏阳极之时，阳升于外，阴伏于内，人之腹中阴气最盛，世人以为炎夏亢阳，多食寒凉物品，身体健康者无伦也，身体虚弱者脾胃因之受湿，又或夏天暑盛，贪图阴凉，感受风寒暑湿，蕴之既久，而成疟疾。有先寒后热者，先热后寒者，多寒少热者，多热少寒者，不一而足，但一日一发者轻，两日一发者重，三日发者尤重，甚至连年不愈，转实为虚，有服补药而愈者，故久病太虚及单寒单热等症，不能以此概施也，应辨证分治。《金匮》所谓脉弦紧者，方可发汗针灸也"。强调正气亏损在疟疾发生中的决定作用，并确定以少阳经穴为主、太阳经穴为辅的取穴治疗原则。

蒲湘澄先生治疗疟疾，针灸取穴间使、大椎、后溪、陶道、阳溪、百劳、风池、风府、风门、公孙、支沟、合谷、液门、中渚、前谷、中脘、太阳、太阴。并根据不同证型，辨证配穴。瘅疟加足三里、合谷、陷谷、列缺；温疟重用中脘、大椎；寒疟加神门、三间、公孙、尺泽；先寒后热加内关；先热后寒加外关；呕吐者加天突、中脘、太冲、中魁、足三里；久疟体虚加大椎、百会、间使、章门、乳根、气海、内庭、中渚等穴。方中大椎、陶道振奋阳气，为截疟要穴；间使、中渚、支沟、液门和解少阳；后溪、前谷、太阳疏解太阳经气；阳溪、合谷、公孙、中脘调节大肠腑气及脾胃正气；风池、风府、风门发散透邪；对于热邪明显的瘅疟，加取足三里、合谷、陷谷清泻阳明热邪，列缺解表泄热；先热而后寒的温疟则以大椎散寒清热，中脘振奋中阳；先寒后热的寒疟则加神门、公孙调补真气，三间、尺泽泻热透邪；天突、中脘、太冲、中魁、足三里和胃止呕；久疟体虚则以大椎、百会、气海扶助正气；久疟亦常导致"疟母"产生，加取章门、乳根、内庭、中渚行气散结。中药可予以小柴胡加桂葛汤治疗一日一发且在上午发作者，或口苦咽干、目眩、寒热往来、身疼胁痛之疟疾；理中加柴桂汤治疗一日一发且在下午发作者，也可用于寒疟；白虎加桂汤治疗但热无寒、骨节烦痛的瘅疟；柴胡去法夏加瓜蒌汤（柴胡一两、人参六钱、黄芩六钱、甘草六钱、瓜蒌八钱、大枣八枚、生姜四片）治疗疟疾口渴、胸前膨胀；断疟散（明雄二钱、鳖甲三钱、安桂三钱、桃仁二钱、牛膝二钱）治疗一切疟疾；久疟、虚疟可以何首乌四钱、党参四钱、当归二钱、陈皮二钱、煨姜三片治疗。

（8）血证

血证是指血液不循常道，溢出脉外，或上溢于口鼻诸窍，或下泄前后二阴，或渗出于肌肤等一大类出血性疾患。《类证治裁》曰："诸血皆统于脾。"因此，脾气能固摄血液，使其在脉中正常运行。《血证论·脏腑病机论》亦云："经云脾统血，血之运行上下，全赖乎脾。脾阳虚，则不能统血。"由此可知，血证的发生与脾之阳气不足、无法固摄阴血关系密切。肝藏血，肝能贮藏血液、调节血流量及防止出血，《素问·五脏生成》云："肝藏血，心行之，人动则血运于诸经，人静则血归于肝脏。"因此，肝气可收摄、约束血液，防止溢出脉外。而血证的治疗法则，《血证论》提出止血、消瘀、宁血、补血的血证通治四大纲要。

先生根据前贤论述并结合自身临床实践提出独到的见解，他认为："治血证而急于治血，与不急于止血，均非其宜；若急于止血，非寒凉药品不能为功，将来凝结成块，复发之时，往来哽咽致死，或闭经成疾，害莫大焉；不急于止血，去多而虚，续发成劳，终致伤身，其与急于止血者，五十步与百步耳。"指出对于出血性疾病，任其出血将导致血虚为患，但妄用寒凉药物止血则伤及阳气而出现寒凝瘀血、阻滞经脉，易引起新的病症。因此，止血并非治疗血证的第一要务。先生认为，要把握治疗血证的正确方法必须首先明确阴血生成、运行的生理基础，"其致病与生血之源，当分别之。经曰：中焦受气取汁，变而为赤，是为血。又曰：谷入于胃，脉道乃行，水入于经，其血乃成。此言血之所生与所连，细思此段意义，即知血乃谷食所化，故又有食以养阴之说，而血岂非阴物乎？然食之化血，端赖乎气，观其食入胃归心，淫脉输脾，上归于肺，下输膀胱，莫不仗气之转输运化，则化血赖气之说，可了然也。夫人身本死肌也，短资乎气以鼓动之，气行则血随，畅于四肢，营养百脉，故气血不可须臾离也"，充分说明血的生成和疏布有赖于气化功能的正常，即"气血不可须臾离也"。因此，血证的发生也与气化异常密切相关，"血统于气，气有余便是火，火盛则逼血外出，不能循经，如丈夫刚暴，妇人不能安于室而外逸。气不足即是火衰，不能统摄诸血，如丈夫懦弱，不能约束其妻而外出也。夫血者，喜温而恶寒，寒则滞塞而不流通，温则消而去之，所谓热则行，寒则凝也"。明确指出血证的发生或因气盛生火，或因气虚不摄所致。先生将自身的观点与前贤比较，指出："唐容川《血证论》，无义不收，无法不备，宜遵循也。但意义总觉偏重在阴。从阳一面，余以管见所及，补而出之，非敢妄议先哲也。"由此可见，蒲氏着眼于气与血的依存关系，血为阴，气为阳，血的正常运行依赖气的推动、固摄，从而提出调气、补气治疗血证的思路。

先生治疗血证，针灸取穴百会、膻中、中脘、气海、关元、膈俞、外关、鱼际、通里、肝俞、膏肓、脾俞、肺俞、心俞、足三里。在操作方法上着重强调"以上各穴唯膏肓、气海两穴宜灸，除外各穴均宜热泻寒补"，意在重灸膏肓、气海以固摄正气，体现"有形之血不能速生，无形之气所当急固"的治疗原则。而其余各穴的操作应根据疾病气盛、气虚的不同辨证使用补泻手法。方中百会、中脘、足三里、关元扶正养气；膻中、外关调节气机；肺朝百脉，心主血脉，肝藏血，故取肺经鱼际、心经通里及肺俞、心俞、肝俞调整肺、心、肝三脏功能，摄血养血固气；膈俞为血会，善治各种血证。在针灸治疗同时，先生经多年临床研究心得，强调根据虚实选用不同方药配合治疗。"查其脉象浮数中空，或沉细沉迟，其人面白无神、倦卧懒言等现状，余即用六君子或封髓丹，重者四逆汤、固元汤等方，加煨姜、荆芥炭以引血归经，而血自止也，少加酒军以扫荡其瘀，而新血自生；查其脉现洪大实数，其人口臭气粗、身轻恶热、精神不倦者，即以葛根芩连生地、四物、归脾等汤，重者白虎汤、犀角地黄等汤，间有用承气汤均宜煨姜、芥炭等药。是病务宜认定阴阳治之，发无不中"。具体使用时选柴芍六君子汤（泡参六钱、白术四钱、茯苓四钱、柴胡三钱、酒芍三钱、陈皮二钱、法夏三钱、甘草二钱、加炭姜一钱、芥炭二钱）治疗脉微无力、面白无神、倦卧懒言之血证；封髓丹治疗吐血元阳外越、面赤口中和；四逆汤治疗吐血真阳外越、面赤如朱、口渴欲饮热汤、脉弱无力，或牙龈出血；加味固元汤（黄芪一两、沙参六钱、当归五钱、白术四钱、酒芍四钱、附片一两、吴萸三钱、法夏三钱、香附三钱、炭尽火三钱、酒军二钱、芥炭三钱、甘草三钱、血余火三钱、大枣四枚、侧柏叶四钱）治疗阳虚面白无神、脉浮中空之血证；葛根黄芩黄连汤治疗感冒风热吐血、口渴饮冷、脉数有力；生地四物汤治疗阴虚吐血；归脾汤治疗心脾亏虚所致血证，见怔忡惊悸、盗汗、体倦、发热；六味地黄汤治疗真阴亏损失血失音，舌燥咽痛，遗精便血；白虎汤治疗吐血，口渴饮冷，发热汗出，脉洪大，舌有芒刺；犀角地黄汤治疗吐血，口臭气粗，身轻恶热，口渴饮冷，芒刺满口，脉实有力。

（9）虚劳

虚劳是慢性虚损性病证。《素问·通评虚实论》所言"精气夺则虚"是本病的病机总纲。《诸病源候论·虚劳候》将本病分为五劳、六极、七伤，并指出"虚劳之人，精髓萎竭，血气虚弱，不能充盛肌肤，此故羸瘦也"说明精髓不足、血气虚弱而致虚劳。先生详细阐释虚劳的证候表现，其主症为："咳嗽头晕眼花，少气懒言，四肢无力，腰背胀痛，子午潮热，手足心烧，自汗盗汗，气喘心烦，面黄肌瘦，口吐白沫，或红或黄，并不黏滞，昼轻夜重。"根据兼证的不同又可分为肺劳、肝劳、心劳、脾劳和肾劳，"若肺劳，则短期面肿，鼻不闻香臭；肝劳，则面目干黑，口苦胁痛，恐畏不能独卧，目视不明；心劳，则口内生疮，心悸不宁，舌直难唾；脾劳，则四肢困乏，欲食不下；肾劳者，背难俯仰，小便不利，小腹满急，腰痛难伸"。先生强调本病的发生是真阳亏虚、元气不足的结果。《中医实验谈·卷二》劳病指出："此病之根，最为复杂，有自内出者，有由外入者，分两种，因七情六欲而病者为内出，因风寒暑湿而病者为外入。夫七情者，喜怒忧思悲恐惊也，六欲者气血痰火湿食也；劳则分五：志劳、思劳、忧劳、瘦劳、力劳也。久视伤血，久卧伤气，久坐伤肉，久立伤骨，久行伤筋；伤则分七：大思伤脾，大怒气逆伤肝，强力举重、久卧湿地伤肾，形寒饮冷伤肺，忧愁思虑伤心，风雨寒湿伤行，恐惧伤志，种种病源，无非阴阳间隔。盖虚劳之病，悉属不足，非一端也，余思此种病证，总因真阳亏虚，元气不为主宰，以致群阴四伏，变证千歧，兼感外来之邪客入，气血不能流通，故现状百出也。然人之司气在肺，元阳在肾，伤肺则为咳逆上气，胸腹及背部胀痛。伤肾则真阳虚弱，则现遗精腰痛，骨节发热。然脾之转输，肝之发泄，心之主宰，若无真阳真气以鼓动之，又安能活泼运动乎？因之渐而阳弱于内，阴亏于外，则四肢痿软、精神疲倦、心悸畏寒、腹痛口燥、手足烦热、面黄肌瘦等症现也。"充分说明本病的发生是起居忧思等多种原因导致五脏虚衰、外邪侵袭，最终导致阴阳俱虚。

　　虚劳是虚损性疾患，不治或治不得法必将造成严重后果，蒲氏充分意识到虚劳的严重性并提出："劳病发现面白无神、两目直视、两颧发赤、耳干鼻陷、腰重等状，均为不可救治之证，但口味不败、尚能饮食者可治。"强调脾胃正气尚存是虚劳病可治的基础。蒲氏强调针灸治疗虚劳，具体取穴肺俞、膏肓、风门、大椎、百会、关元、气海、脾俞、胃俞、肾俞、膻中、肝俞、心俞、譩譆、天突、食窦、中脘、三阴交、足三里、合谷、涌泉、四花穴等穴。此病多虚证，蒲氏重灸主补，认为"劳病必有咳嗽，先灸肺俞、膏肓、风门，以治其咳，灸脾胃俞，以进饮食，而调其中，重灸气海、关元以壮其火"，此外，百会、大椎振奋阳气；中脘、食窦、足三里、三阴交健脾养胃；譩譆、膻中、天突降气止咳；肾俞、肝俞、心俞、涌泉补肾养心、柔肝养血；合谷解表驱邪；四花穴出自《骨蒸病灸方》，为艾灸膈俞、胆俞，是治疗虚劳的经验效穴。虚劳病的发生与脏腑气血亏耗有直接关系，故针灸操作必须顾护正气。蒲氏详述治疗虚劳的针灸操作要点："凡医数日，宜隔一日不医，专言针灸治法，用药不在此例。病者须忌酒色，劳动。如病重者，先治肺俞，次针脾俞，先灸譩譆，后治膏肓，先针穴道，或先灸穴道，宜浅宜少，逐渐加多，恐过伤其气故也，用灸又宜多。如口渴者针兑端，如渴甚不止灸肺俞。"充分体现蒲氏注重补养五脏正气的治疗思路。除针灸外治，虚劳亦须配合中药内服，以桂枝龙骨牡蛎汤治疗面白无神，自汗盗汗，遗精目眩，心悸发落，脉虚扎迟；小建中汤、黄芪建中汤治疗头面畏寒之虚劳病；补坎益离丹（附片八钱、桂心五钱、蛤粉六钱、炙甘草四钱、生姜五片）治疗面白无神，喜卧懒言，惊悸怔忡，潮热自汗；补中益气汤治疗阳虚外感见心烦不安，四肢困倦，头痛神昏，口渴自汗，脉洪大；薯蓣丸治疗正气亏虚感受风邪；六味地黄丸治疗肾气不足，虚火上炎见腰疼膝痛，四肢软弱，小便不禁，自汗盗汗，头晕目眩，耳鸣耳聋；归脾汤治疗健忘怔忡，自汗盗汗，嗜卧少食，大便不调。在针药并用的同时，蒲氏重视心理调适，提出"并劝病者，宽心静养，勿耗其神，则病减食加，渐可痊也"。

（10）痨瘵

痨瘵是具有传染性的慢性虚弱性病证，《灵枢·玉版》载："咳，脱形，身热，脉小以疾。"记载了本病慢性虚损性的特点。《中藏经·传尸》云："人之血气衰弱，脏腑虚羸……或问病吊丧而得之……中此病死之气，染而为疾。"说明本病具有传染性。先生在《中医实验谈·卷二》谈及本病病因病机时指出："此病之因劳而起，凡现骨蒸潮热、手足心烧、喉痒而咳、面黄肌瘦、见人食物即欲食之等状尚未治愈，则遇久虫生，亦如腐草之生虫也，蚀人脏腑，往往灭门灭户，传染不已，俗名痨虫。病重者，非多治不能为功。"强调本病的发生是因正气亏虚，感染痨虫所致。

先生通过临床观察发现，气喘是痨瘵病的主要症状，并指出："人身之气莫贵乎畅达而喜流通，不可稍有阻滞也，倘或受外来风、寒、暑、湿、燥、火之邪客于气道，或脾胃有湿，不能外溢，遇久则化而为热，上蒸华盖，阻滞气道流行，不能通内达外，则气喘之病成焉。"说明六淫外邪或内生湿邪，阻滞气道，导致肺气失宣，是痨瘵气喘的根本原因。

先生治疗痨瘵，用方简练，选取腰眼、膏肓、四花穴，其中腰眼、膏肓益气补虚，四花穴为治疗痨瘵骨蒸潮热的经验效穴。

（11）失眠

失眠是指睡眠质量下降的病症，甚则不能入眠，患者虽感疲倦但辗转反侧难以入睡，或朦胧入睡但稍有声音即惊醒不能再睡，并多伴见心烦神倦。先生在20世纪50年代曾撰文将针灸治疗失眠分为内热引起的失眠、神经衰弱引起的失眠、病后失眠等不同证型。内热引起的失眠多见心中懊恼、烦而不安；神经衰弱引起的失眠则见神倦少神、身体瘦弱、营养不良；病后失眠轻者不久即可恢复正常睡眠，重者则难以恢复。关于失眠的病因病机，《灵枢·邪客》曰："厥气客于五脏六腑，则卫气独卫其外，行于阳，不得入于阴，行于阳则阳气盛，阳气盛则阳跷满，不得入于阴，阴虚，故目不瞑。"《难经·四十六难》云："血气衰，肌肉不滑，荣卫之道涩，故昼日不能精，夜不得寐也。"《针灸甲乙经》载："脏有所伤，情有所倚则卧不安。"《伤寒论》亦指出"汗下后虚烦不得眠"，"少阴病心烦不得卧"。《金匮要略》载"虚劳虚烦不得眠"，"心水者其身重而少气，不得卧"。说明邪气侵袭、情志失调、脏腑功能异常、阴阳气血受损，均可导致失眠。《诸病源候论》详论失眠病机："大病之后脏腑尚虚，营卫未合……若心烦不得眠者心热也，若但虚烦而不得眠者，胆冷也。"蒲氏结合针灸临证实际指出，外感邪气，从阳化热；或情志抑郁，郁久化火，致心肝火旺、心肾不交，均可致内热失眠，尤其强调失眠与肝、肾两脏的关系，"盖心气之伤由肝气不足，补其肝而心自安也。若心热不寐，心悸不安者，此乃营伤过度，心血日亏，又复恣意酒色，肾水亏损，心火不能下降，肾水不能上升，心肾不交，是以不寐不安也"。说明肝肾阴虚，虚热内扰是内热失眠的主要病机；用脑过度、思虑过甚，耗伤心神，常导致神经衰弱引起的失眠；而内伤外感之后，正气受损或邪热未净，均可见病后失眠。因此，治疗失眠应泄热驱邪，滋补肝肾，养心安神。

先生强调针灸辨证取穴治疗失眠，主穴选风市、心俞、神门、肝俞，若心烦内热加大陵、行间、足窍阴；睡眠易惊加内关、丘墟、魂门、足窍阴。若见头正中作痛加百会、风池、大椎、列缺；头两侧痛加头维、太阳；背部强直不舒加委中、曲泽。方中心俞、肝俞既可养心益血、养肝补血治疗虚证失眠，又可清泻心肝治疗实火失眠；风市、神门可驱邪安神利眠；大陵、行间、足窍阴清心泻火，治疗心烦内热实证失眠；内关、丘墟、魂门、足窍阴可安神定惊而善治惊悸失眠；百会、大椎穴属督脉，配合风池、列缺解表祛风，治疗失眠兼头正中作痛；头两侧痛加侧头部头维、太阳疏通局部经络以止痛；背部强直不舒多为外邪侵袭太阳，委中属于足太阳膀胱经，既可疏利太阳又善治腰背病症；曲泽穴则可清泄余热。先生认为，诸穴相配符合《灵枢·邪客》"补其不足，泻其有余，调其虚实，以通其道，而去其邪"，以及"决渎壅塞，经络大通，阴阳和得"的失眠基本治则。针灸治疗的同时可配合中药内服，如补坎益离丹治疗心气不足所致潮热自汗、心烦不宁；天王补心丹治疗心血不足之惊悸不宁、失眠健忘。

（12）胃痛

胃痛病名见于《内经》。《灵枢·邪气脏腑病形》载："胃病者，腹胀，胃脘当心而痛。"此处的"胃脘当心而痛"实为胃痛。因心与胃位置邻近，故其疼痛难以区分属心或属胃，古籍中也常将胃痛误为心痛。由于心痛、胃痛在临床症状上具有相似性，对此蒲湘澄先生在《中医实验谈·卷二》指出："夫心痛者，乃邪犯心包经络，或胃脘受邪所致。夫胃之上口，即络于心而部位离心不远，世人以胃痛云心痛，非真心痛也。夫心者，君主之官，神明出焉，不受丝毫外邪干犯者也；若真心痛，则爪甲青黑，朝发夕死，不用救治；其他所云痛者，皆包络与胃脘耳，有寒邪、热邪之分。"说明"胃之上口，即络于心而部位离心不远"，故此处所言心痛实为胃痛，多因寒、热邪气侵袭所致。因病邪有寒邪、热邪的不同，故证候表现也有所区别。先生指出："寒邪犯者，其人必恶寒喜热，口必不渴，或喜饮热汤，或假渴而欲饮不多，痛必喜按，按之痛止；热邪犯者，大痛拒按，口渴饮冷，恶热喜寒，以此为辨。"

先生治疗本病，针灸选取内关、上脘、中脘、鸠尾、足三里、肝俞、膈俞、间使、胃俞等穴治疗，心热不寐、心悸不安者，加神门、灵道、解溪、涌泉。其中上脘、中脘、足三里、胃俞温补中焦，祛邪止痛；内关、间使、鸠尾、肝俞、膈俞行气止痛。心热而惊悸、不寐则加神门、灵道养心安神，解溪、涌泉滋阴泻火。中药予以大建中汤治疗脘腹寒痛，呕而不能食；九痛丸（附子三两、干姜、人参、吴茱萸、巴豆各一两）治疗阴气上冲，寒邪流注脘腹；厚朴七物汤（厚朴八钱、枳实五钱、大黄四钱、桂枝四钱、甘草六钱、生姜一两、大枣六枚）治疗胃痛、腹痛；平胃散治疗湿阻中焦，痞满而痛；理中汤治疗胃寒痛、下利者；大黄木香汤（大黄六钱、木香三钱，当归五钱，苏叶、甘草各三钱，白蜜半杯）治疗热痛拒按；调胃承气汤治疗胃气不和，胸中痞满或伤寒吐后腹部胀满；香元散（香附、郁金、延胡索各一两，木香二钱）治疗胃痛、腹满；丹参饮（丹参一两，檀香、砂仁各二钱）治疗胃痛；百合汤（百合一两、乌药四钱）治疗胃痛服热药后痛尤盛者；或以桂心五钱、台乌四钱治疗胃寒痛。

（13）噎膈反胃

噎指噎塞，吞咽时哽噎不顺；膈为格拒，饮食不下；反胃是指饮食入胃，由胃返出。三者均与胃气主通降功能相关。《临证指南医案》云："胃宜降则和。"先生在论述本病症状时指出："噎膈者，喉间闭塞，食入而还也。反胃者，胃气上逆，不能下行，朝食暮吐，欲吐不吐也。《金匮》谓虚则伤脾，朝食暮吐，宿食不化，名曰反胃。亦有因胃火上冲，阻其下行者。"此病临床常见，其病机与胃紧密相关，亦与肝、胆息息相连。《中医实验谈·卷二》认为：（噎膈反胃）"由食气入胃，散精于肝，肝寒则胆汁枯，不能融化食物；肝热则胆汁多，化物太过，而发中消。西人亦云，胆汁循油膜入胃，饮食之物得之而化，消化力强，自然充实肌肤，气血则通利自如，又安有噎膈反胃之病乎。"胃腐熟水谷的功能离不开肝、胆精汁的作用，胃受纳、腐熟水谷功能正常，则能生气血、健体魄。

先生针灸治疗噎膈多选择劳宫、上脘、中脘、膈俞、脾俞、胃俞、足三里、中魁、鱼际、公孙、大肠俞、肝俞等穴，上脘、中脘、膈俞、脾俞、胃俞、大肠俞、足三里、公孙调节脾胃功能，健运中焦；肝俞疏肝利胆；劳宫、鱼际泻火降逆；中魁为经外奇穴，是治疗噎膈的经验效穴。治疗反胃多取膻中、中脘、下脘、气海、胃俞、膈俞、脾俞、意舍、足三里、三阴交、内关、中魁等穴，方中意舍、胃俞、膈俞、脾俞、下脘、中脘、足三里健脾和胃；膻中、内关行气降逆；气海补气养胃；三阴交健脾调肝；中魁为经外奇穴，主通达降逆。中药内服可予吴茱萸汤治疗干呕吐涎、头痛胸满；生姜泻心汤治疗胃中不和，心下痞满、干噫食臭、肠鸣下利；半夏泻心汤治疗呕吐肠鸣、心下痞满；大半夏汤治疗反胃呕吐；茯苓泽泻汤治疗蓄饮反胃、口渴欲饮；温胆汤治疗热证呕吐、心烦惊悸、痰气上逆。

（14）痞满

痞满病名首见于《伤寒论》，其明确指出："满而不痛者，此为痞。"因此，痞满为患者自觉胀满不舒，但按之不痛。先生认为，"痞满者，胸腹饱闷而不舒畅也"，且痞与满存在程度上的区别，即"时胀时减为痞，胀而不减者为满"。本病的发生是内因、外因相互作用的结果，《素问·太阴阳明论》云："饮食不节，起居不时者，阴受之。阴受之则入五脏，入五脏则胀满闭塞。"《素问·异法方宜论》曰："脏寒则生满病。"均认为阴寒外邪侵袭五脏则致痞塞不通。蒲氏将本病的发生责之于脾，其在《中医实验谈·卷二》中指出："由于病人七情内伤，六淫外侵，致使丹田之火不足，不能助脾转枢，胃虽受谷，不能运化消磨，虽有气虚、血虚、食积、脾泄、痰隔等满之分，总之责任在脾，脾枢一利，而中满之病悉除也。"说明痞满的根本病机在于脾失健运。脾居中焦，主宰饮食的转运，若运化功能异常，则生胀满不适之症。但影响脾运化水谷功能的原因不仅只在中焦，亦可因情志、外邪导致肾阳虚惫，使命门元阳之火不能上承中焦。

先生针灸治疗痞满取穴中脘、上脘、足三里、脾俞、天枢、合谷、气海、胃俞、食窦、胃仓等穴，中脘、上脘、脾俞、足三里、胃俞、食窦、胃仓健运脾胃，和中降气。其中食窦一穴，为宋代医家窦材所推崇，其在《扁鹊心书》中强调："食窦穴，能接脾脏真气，治三十六种脾病，一切大病属脾者并皆治之。"先生认为，痞满的发生"总之责任在脾，脾枢一利，而中满之病悉除也"，故以食窦配合脾俞健运脾气，除满消痞。天枢、合谷通调大肠腑气，气海可温补肾阳以温养中焦，助胃腐熟水谷。中药予以香砂六君子汤治疗脾胃虚弱，痞满痰多；砂半理中汤（泡参八钱、白术四钱、干姜三钱、砂仁一钱、半夏三钱、甘草二钱）治疗痰湿积聚，腹胀腹痛；平胃散治疗腹中结块，饱闷吞酸；平胃散加台乌四钱、木香二钱治疗小腹膨胀，经久不消；加味五香丸（五灵脂半斤、香附半斤、二丑各一两、槟榔一两、厚朴一两共研细末为丸，每服三钱）治疗一切痞满积聚、酒食痰胀、癥瘕等症；消痞丸（香附二两、枳实一两、砂仁七钱、陈皮一两、半夏一两二钱、厚朴一两二钱、山楂肉二两、当归二两、沉香八钱、木香五钱、乌药一两、白术一两、神曲一两、苍术一两二钱、麦芽一两二钱）治疗一切痞满。

（15）霍乱

霍乱首见于《灵枢·五乱》："清气在阴，浊气在阳，营气顺脉，卫气逆行，清浊相干……乱于肠胃，则为霍乱。"说明本病的发生是清浊相干、肠胃气机紊乱所致。《伤寒论》曰："病有霍乱者何？答曰：呕吐而利，名曰霍乱。"说明霍乱的症状为呕吐、下利。先生将本病分为霍乱、干霍乱、转筋霍乱，"发热头痛、身疼、恶寒、吐利者，名曰霍乱。腹中绞痛、心慌闷乱、烦满短气、不吐不利者，名曰干霍乱；手足转筋、身背反张者，名曰转筋霍乱。此外，经霍乱吐利后身中肌肉暴脱者，亦为霍乱之一种，为脾阳将绝之证"。关于霍乱的病因病机，《中医实验谈·卷二》指出："此病之根，由人平素居处不慎、饮食失宜、寒热不调，阴阳清浊之气互相干犯而成。当其发时，正邪纷争，意志忙乱，推源吐利之因，先由外来之邪客于身，达于三焦，传及脾胃，三焦之气郁结不通，上不下行，下不上达，脾枢受滞，自然不能消化水谷。倘经外邪再干犯之，则现上吐下利。故曰：天之热气下降，地之湿气上腾，人在气交之中，清气在阴，浊气在阳，阴阳反戾，清浊相干，气乱于中，而上吐下利也。若寒冷之气入于肠胃，发为烦满短气、心慌闷乱、腹中绞痛。若不吐不利者名曰干霍乱。寒邪若客手足之三阴三阳，击动其筋，则为转筋霍乱。"强调本病因外邪侵犯机体，使脾胃功能失调、三焦气机逆乱，清气下沉、浊气上逆，而发生吐利等症。寒主收引，寒邪侵袭手足经脉，则见经脉拘急转筋。

先生根据自身诊治经验指出，霍乱为"危急之证，病重者经六钟时不治，则难治也"。强调本病一旦发生，必须及时救治。治疗时针灸取穴百会、中脘、气海、关元、鸠尾、水分、天枢、三焦俞、足三里、内关、中渚为主穴，方中百会、气海、关元升提阳气，培元扶正，升清止利；足三里、中脘健脾和胃；鸠尾、水分、天枢、三焦俞、中渚、内关祛湿散寒，行气通腑。干霍乱加十二经井穴、合谷驱邪开窍；心慌加中魁、鱼际镇惊醒神；足转筋加委中、风市、承山、三阴交、阳辅、涌泉、阳陵泉、足三里疏调下肢经络；手转筋加曲池、外关、中泉、曲泽、少商、后溪、内关、肩髃疏调上肢经络；手足转筋加大椎、眉心通调督脉，温阳驱寒。内服中药以五苓散治疗头痛、发热多饮、水入即吐、小便不利；理中丸治疗霍乱头痛发热、身痛不欲饮；吴茱萸汤治疗大吐大泻、手足厥逆、干呕胸满；藿香正气散治疗外感风寒、内伤饮食，头昏呕逆、霍乱吐泻及感受山岚瘴气；十滴水治疗霍乱吐泻；也可以藿香叶、陈皮各四钱水煎服治疗，霍乱腹痛烦渴。

（16）痧证

痧证为秽浊不正之气侵袭人体所致，具有传染性。清代郭志邃《痧胀玉衡》载："风湿火三气相搏病也……三气杂糅，清浊不分，升降不利，遂至胸腹胀急，或痛或不痛，而痧胀之证以成，此则病因之由于内者也。"说明本病因外邪侵袭导致脏腑气机紊乱而发病。先生根据病情轻重总结该病症状"轻则发热气促，头疼身痛，手足酸麻筋胀，腹痛欲吐；重者昏沉胀闷，周身似绳绑或昏倒不省人事"，概括了痧证的证候特点。由于邪气所在部位的不同，痧证又可分为绞肠痧、足肚痧，"有因肠胃受湿邪犯干，肚痛作呕者，俗名绞肠痧；有因行路太过，气血聚蓄足肚，时发烧热，或因涉水后受湿，或夜间受寒，而现足肚筋胀，步履艰难，腹痛而吐者，或呕者，俗名足肚痧"。关于本病的病因病机，蒲氏认为："此病种类甚多，昔人须称七十二种，不外风、寒、暑、湿之邪中于人身，阻滞经络气血不通，邪气久闭不能通达外出，闭而成痧。故有昏倒不省人事之现状发生。"说明邪气阻滞经络，邪气内闭是痧证发生的根本病机。

　　先生治疗痧证以通畅驱邪为先导，他在《中医实验谈·卷二》中指出："治之当先治肺，使气畅达，刺十二经井穴以开其闭，滞达闭开病自痊也。"具体取穴十二经井穴、百会、尺泽、风池、百劳、肩髃、外关、十宣、合谷、曲池、中脘、足三里、风市、阳陵泉、绝骨、八风等穴。方中十二经井穴、十宣、八风、百会、风池开窍启闭、醒神救急为要；百劳、足三里扶正补虚；尺泽、肩髃、外关、合谷、曲池、风市、阳陵泉、绝骨疏通四肢经络气血。绞肠痧，加金津、玉液刺血驱邪，灸关元、气海、天枢、中脘扶助正气，如不愈针中脘、足三里调理中焦。足肚痧，宜委中刺血，针承山、足三里、绝骨、太冲、阳陵泉，灸风市，驱邪扶正并重，疏调四肢经络气血。如呕恶严重者，加天突、中脘降逆止呕；腹痛严重者，加关元、三阴交健运脾胃。此外，先生还善用刺血、艾灸、刮痧、穴位敷贴等多种方法治疗痧证。如三棱针刺委中，令乌血出；若背部见青暗色大筋显露，此为青痧，可直接在青痧处艾灸七八次；在背部膀胱经循行部位及肘窝尺泽、曲泽部位涂抹香油，刮至出现紫红痧筋、痧点；以白矾一两、胡椒二分、芒硝一分共为细末，以盐醋调和，敷于患者手心。在使用外治法的同时，先生亦配合中药内服治疗痧证。方用白痧药（白胡椒一两、北细辛二钱、檀香三钱、牙皂二钱、火硝三钱、明矾三钱、蟾酥五分、丁香三钱、冰片五分）治疗一切痧证。

　　（17）瘟疫

　　瘟疫，早在《内经》已有记载，《素问·刺法论》指出："五疫之至，皆向染易，无问大小，病状相似……正气存内，邪不可干，避其毒气。"说明瘟疫具有传染性、流行性、临床表现相似等特点，并强调只要"正气存内"，就能"避其毒气"。明代吴有性《温疫论》认为"温疫之为病，非风非寒非暑非湿，乃天地间别有一种异气所感。"先生在《中医实验谈·卷二》"瘟疫"中阐述该病的病因病机："瘟疫为病，非风非寒非暑非湿，乃四时不正之气，亦即天地之厉气也。仲景为一岁之中，长幼之病，多相似同者，即疫也，其源不外阴阳失位，寒热错杂，气候失其常度。是故疫生宋元以前，通名曰疫。宋元以后，改名为瘟，其来无方，传布甚厉。凡人正气稍虚，一触即染，邪从口鼻而入，伏于膜原半表半里之间，蕴蓄郁积，阻其流动运行之机。或因感受山岚瘴气，或久旱骤雨，湿热熏蒸，或大兵之后，尸气弥漫，触犯人身，均能致疫。"强调人体正气虚弱不能抵抗瘴气、湿热及尸气等疫毒邪气，终致瘟疫的发生。先生结合临床所见将瘟疫根据证候不同分为大头瘟、蛤蟆瘟、绞肠瘟、软足瘟等，具体表现为"头面忽肿，目不能开，上气喘急，咽喉不利，舌干口燥者，名曰大头瘟"；"咽肿颌粗，不食不语，腹胀如蛤蟆者，名曰蛤蟆瘟"；"干呕肠鸣，腹中绞痛者，名曰绞肠瘟"；"便清泻白，足重难移者，名曰软足瘟"。尽管瘟疫的表现多样，但"头痛眩晕、胸膈胀满、口苦咽干、大便闭、发斑狂语、咽喉闭塞、颈项肿大"为其基本症状，临证时可据此进行辨证诊断。

　　先生治疗瘟疫强调："病虽不同，治法亦无大异，总以去邪解毒逐秽为主，病去之后，又当补正为先。"确定了急者治标祛邪为主，缓者治本补虚为要的补泻兼施原则。针灸处方取百会、风池、风府、水沟、承浆、太阳、尺泽、合谷、外关、列缺、少商、委中、足三里、阳陵泉、太冲，体弱者加灸中脘、关元、气海。方中百会、风池、风府、太阳、水沟、承浆清利头面，驱邪醒神；因本病邪气侵袭膜原，居于半表半里之间，故取外关、阳陵泉和解少阳；合谷、太冲为"四关穴"，分别为手阳明大肠经原穴及足厥阴肝经原穴，两穴配合可调理脏腑功能，驱邪扶正；列缺、少商、委中、尺泽重在驱邪解毒；足三里补益气血，若气虚体弱，加中脘、关元、气海并重用灸法温阳益气，体现"病去之后，又当补正为先"的扶正思想。蒲氏还常采用内服中药加强疗效，以治瘟方（麻黄、槟榔各四钱，厚朴、芍药、黄芩、知母各三钱，草果、甘草各二钱）治疗瘟疫发热、烦渴、腹胀腹痛；人参败毒散治疗瘟疫下利、口噤；治瘟效方（苍术四钱、荆芥三钱、菊花三钱、薄荷二钱、藿香三钱、石菖蒲四钱、生姜二片、大枣三枚）治疗瘟疫；除瘟救苦丹（麻黄一两、朱砂八钱、雄黄八钱、大黄一两、天麻一两、干姜一两、绿豆一两、甘草八钱）治疗瘟疫并感冒风寒；瘟疫平安散（牙皂三钱、朱砂二钱五分、薄荷二钱、细辛三钱五分、白芷二钱、雄黄二钱五分、藿香三钱、枯矾二钱、桔梗三钱、半夏三钱、陈皮三钱、防风二钱、木香二钱、甘草二钱、贯众三钱、生姜三钱）治疗瘟疫腹痛、手足厥逆、霍乱吐泻。蒲氏还强调瘟疫发生时注重环境消毒，可将苍术、红枣、雄黄、樟脑点燃熏蒸房间，或苍术五钱、白芷二两、大黄二两、雄黄四两、甘松二两、鬼箭羽二两、贯众二两五钱、羌活一两、川芎一两、藿香三两、菖蒲一两、甘草一两，共为细末，用纸包裹制成辟瘟药香熏燃消毒。

3. 男科病诊治

蒲湘澄先生在《中医实验谈·卷二》中详述淋证、遗精、疝气、缩阳等男科病的病因病机、证候、针灸处方、中药处方。

（1）淋证

淋证首见于《内经》。《素问·六元正纪大论》载："清热之气，持于气交。初之气，地气迁，阴始凝，气始肃，水乃冰，寒雨化。其病中热胀面目浮肿，善眠，衄衊，嚏欠，呕，小便黄赤，甚则淋。"《金匮要略·消渴小便不利淋病脉证并治》云："淋之为病，小便如粟状，小腹弦急，痛引脐中。"说明本病以小便淋沥、小腹拘急疼痛为主症。先生在《中医实验谈·卷二》中论述本病证候为"淋者，小便淋漓不断，欲出不出而疼痛也"，并将淋证分为劳淋、气淋、血淋、热淋、沙淋、石淋、膏淋。其辨证要点为"因劳动而发者曰劳淋；小便常有余沥不断者曰气淋；小便出血、茎中痛者曰血淋；便热短赤、脐下痛者曰热淋；小腹胀痛、茎内如刀割、尿出如沙者曰砂淋，甚者曰石淋；气淋之重者，气血结聚便出如膏者曰膏淋"。《诸病源候论·诸淋病候》对淋证病机首次进行了高度概括："诸淋者，由肾虚而膀胱热故也。"先生论述淋证病机为："但此病多生于少壮之时，妄念横生，邪思并起，抑郁内炽，久则阴伤，结成砂石。或因酒色劳力过度，以致肾伤，不能助膀胱化气之力。证虽有五，总以阴不化阳括之。"说明本病发生多因情志、房劳损伤肾气，扰动相火，致膀胱气化失常而成病。

先生针灸治疗淋证主穴取关元、中极、气海、三阴交、大赫、气海俞、膀胱俞。方中中极、膀胱俞为膀胱俞募穴，两穴并用，疏利膀胱气机；关元、气海、大赫、气海俞调补肾气，助膀胱气化；三阴交为足三阴经交会穴，可健脾补肾，疏肝解郁。除主穴而外，先生还根据淋证的不同证型辨证配穴，劳淋加足三里、肾俞以补益先后天，扶正补虚；气淋、膏淋加太冲、中封加强疏肝行气作用；血淋加行间、三焦俞清热止血；热淋加太溪、曲泉、阴陵泉、气冲清热利湿；砂淋加大敦、横骨行气排石。蒲氏治疗淋证中药予导赤散治疗热淋见心热口糜、小便短赤；五淋散治疗一切淋证；加味六一散治疗热淋、砂淋、血淋；补中益气汤治疗气淋、膏淋、劳淋；滋肾丸治疗下焦湿热之淋证。

（2）遗精

遗精最早见于《内经》，称为"精自下"。《灵枢·本神》云："心怵惕思虑则伤神，神伤则恐惧，流淫而不止。恐惧而不解则伤精，精伤骨酸痿厥，精时自下。"因此，遗精与情志内伤关系密切。另外，《诸病源候论·虚劳失精候》载："肾气虚损，不能藏精，故精漏失。"说明肾气亏虚导致遗精。先生于《中医实验谈·卷二》论述该病病因病机为："此病各书分别种类，甚为麻烦，有用心过度而遗者，有见色即遗者，有有梦而遗者，有无梦而遗者，或无故自遗者，种种辨论，惜无定义。余思总缘肾气亏损，真气不固，不能统精，君火太弱，不能主宰司权，邪妄之念乘虚而起。夫心者，神之主，肾者，气之根，神气俱伤，不能统摄其流，而遗精之症现也。"说明遗精虽种类繁多，但根本病机不外心、肾不能固摄主宰所致。根据临床证候的不同，蒲氏将本病分为轻重不同的两种证型："此病可分两种，曰遗曰滑，有梦而遗者为遗精，由人欲火太炽，妄而横生所致，其病较轻；无梦而遗者，为滑精，由人肾脏虚冷，不能藏精，其病较重。"

先生治疗本病，针灸取穴肾俞、关元、合谷、足三里、照海、然骨、中封、精宫、大赫、中极、曲骨、三阴交、心俞、命门、气海。肾俞、然骨、中封、大赫、心俞培补心肾，直达病根；关元、中极、气海、曲骨、精宫、命门温补下元，补气固精；合谷、足三里、三阴交补益脾胃，给养后天。中药以桂枝龙骨牡蛎汤治疗心虚盗汗、有梦遗精；封髓丹（黄柏盐水炒三两、砂仁一两、甘草六钱、肉苁蓉一两）；玉锁丹（五倍子一斤、白茯苓六两、龙骨三两，共为细末为丸，每服三钱）通治遗精；白通汤（附子六钱、均姜四钱、葱白四茎）及补坎益离丹专治阳虚下利、无梦自遗、脉微之证；以党参四钱，芡实、怀山药各一两，莲米五钱，茯神、枣仁各四钱，治疗年久遗精。

（3）疝气

中医学又称疝气为"小肠气""偏坠"等，是以少腹、睾丸、阴囊等部位肿大并伴有疼痛为特点的病症。先生指出，该病的症状为"疝气者，气聚如山而不动移，小腹睾丸为肿为痛是也"。关于本病的病因病机，《中医实验谈·卷二》认为："此病多缘肾经亏损，以致肝气不疏，母病及子之意。而膀胱又为肾腑，肾一有病，膀胱之气亦受阻滞，加以色欲过度，力竭精伤，肾气不固，而疝气之症作也。凡肾囊睾丸现肿者，肝旺者火也。囊丸现缩者，肝虚有寒也。"说明疝气的发生或因肾气亏虚，固涩无力。或因肝郁化火，注于小腹，病变涉及肾、肝两脏及膀胱经气受阻。

先生治疗疝气，针灸取穴大敦、太冲、三阴交、太溪、期门、膻中、膀胱俞、肝俞、肾俞、气海、中极、三角灸，方中大敦、太冲、期门、膻中、肝俞疏肝解郁，清泻肝火；三阴交、太溪、肾俞补肾纳气；气海、中极、三角灸补气固脱；膀胱俞疏利膀胱气机。诸穴配合，补肾疏肝并重，固脱行气并举。蒲氏常配合中药加强疗效，予以乌梅丸治疗一切疝气；乌头桂枝汤治疗寒疝腹痛、手足厥冷、身痛；济生橘核丸治疗疝气坚如石痛、痛引少腹、囊肿成疮、溃烂流脓；茴香丸（大茴香盐炒、川楝子各一两，沙参、木香各一两，共研细末为丸，每服三钱）治疗一切疝气；或以延胡索二钱、胡椒二钱共为细末，调酒内服，温中散寒止痛。

（4）缩阳

缩阳又名缩阴，是指以阴茎、睾丸和阴囊突然内缩为主要症状的疾病。《素问·至真要大论》云："诸寒收引，皆属于肾。"而《灵枢·经筋》云："足厥阴之筋……上循阴股，结于阴器……伤于寒则阴缩入。"因此，缩阳多因寒邪侵袭下焦所致。先生注重肾中元阳对于本病的影响，认为"此因病人先天元阳不足，真气空虚，兼之房事过度，真阳更损，以致阴气弥漫，闭塞关窍，火力太微不能四达，阳气内陷，而缩阳之证成也"。因此，肾阳亏虚是缩阳证的基本病机。

针灸治疗缩阳，先生取穴中极、关元、气海、中脘、命门、肾俞、会阳等穴为主方，全方温补肾阳，散寒驱邪。针灸治疗同时，可配合中药内服加强疗效，以四逆汤回阳救逆，治疗缩阳屡获奇效；白通汤交通水火，治疗缩阳有特效；生附汤治疗缩阳手足寒、骨痛背寒、脉沉微。

4. 妇科病诊治

蒲湘澄先生在《中医实验谈·卷二》中详述白带、红崩的病因病机、证候、针灸处方、中药处方。

（1）白带

白带属带下病，《傅青主女科》有云："夫带下俱是湿证。"说明湿邪为带下的根本病因，其产生的根本病位在于脾、肾。因此，先生在《中医实验谈·卷二》中指出："白带一证乃湿胜火衰，脾气下陷，不能化血为经所致，乃女子最苦之病，可以绝孕，可以殒命。有由忧郁而成者，有因不慎房事而得者。"说明白带病可因忧思伤脾，致脾虚水湿不运，湿邪下注而成病；或因房劳伤肾，肾阳亏耗无法蒸腾水液而湿邪下注。因脾为后天之本，肾为先天之本，故白带不及时治疗可带来严重后果。

先生针灸治疗白带取穴中极、带脉、气海、命门、中脘、合谷、肾俞、脾俞、子宫，局部选取中极、气海、子宫等穴温补下元，益气除湿；脾俞、中脘健脾除湿；肾俞、命门补肾固本；带脉为治疗带下的经验效穴，可利湿除带。中药予以完带汤健脾益气，行气除湿，为治疗带下专方。

（2）红崩

红崩亦称为血崩，是指妇女月经量过多、大量出血不能自止。统血之脏为脾，故出血与脾气亏虚不能固摄阴血有关。《中医实验谈·卷二》论述红崩病机时指出："崩证系脾虚不能统血，凡劳倦思虑、饮食不节，皆能伤脾。"说明红崩可因思虑过度、饮食不节损伤脾气，导致脾不统血。

先生治疗红崩针灸取穴中极、关元、子宫、章门、肾俞、膈俞、太冲、三阴交、血海，方中取中极、关元、子宫调补任脉，补养胞宫；章门、太冲调肝藏血；肾俞、三阴交补益脾肾，养血封藏；血会膈俞与血海相配，既可凉血止血，又可养阴补血。红崩严重者加石门，该穴又称为"丹田"，实为温补下元之效穴，可加强培本固元、养胞止崩的作用。中药内服可以止崩汤（熟地黄一两，白术一两，泡参五钱，当归、黄芪各五钱，煨姜二钱）温补脾肾，补气养血，治疗血崩；或以黄牛角一两，禹余粮、牡蛎、赤石脂各一两，白茯苓二两，芡实二两，共为细末，醋糊为丸，每服三钱，可治疗红崩白带。

5. 外科病诊治

蒲湘澄先生详细阐述了痔疮、痔漏、瘰疬的病因病机、证候、针灸处方、中药处方。

（1）痔疮、痔漏

痔疮是指在肛门内外出现的小肉状突出物，常伴见肿痛、瘙痒、流水、出血等症状。《说文解字》载："痔，后病也。"说明痔疮是发生于后阴肛门的病变。先生认为痔疮和痔漏是一个疾病的两个阶段，轻重程度不同，"如单只现痔，尚易治疗。若或积毒既久，发现脓水淋漓者，则为痔漏，病根深固，不易痊瘥"。关于痔疮的病因病机，《丹溪心法》指出："痔者皆因脏腑本虚，以致气血下坠，结聚肛门，宿滞不散，而冲突为痔。"《内经知要》载："脉入肛，故为痔。"《外科正宗》云："气血纵横，经络交错，浊气瘀血，流注肛门。气血浸入大肠，致谷道无出路，结积成块而为痔。"《普济方》曰："血伤则经滞，经滞则气不周行，气与血俱滞，乘虚而堕入大肠，此其所以为痔也。"均说明气虚血瘀或气滞血瘀，下陷于肛而引起痔疮。《外科正宗》云："夫痔者，乃素积湿热，以致浊气瘀血流注肛门，俱能发痔。"《医宗金鉴·外科心法要诀》指出："痔疮形名亦多般，不外风湿燥热源。"又云："痔总不外乎醉饱入房，筋脉横解，精气脱泄，热毒乘虚下注……有久泻久痢而生痔者……久病咳嗽而生痔者。"说明外邪侵入，燥湿化热，湿热互结，下注于肛门诱发痔疮。先生分析本病病机为"此乃大肠积受湿热而成，有因房事过度而得者，有大劳后、大醉后，或远行后，均能发现此种病症"。强调本病为本虚标实之证。

先生针灸治疗痔疮强调辨证取穴，内痔取长强、腰俞、委中；外痔取委中、承山；痔漏取委中、命门、长强、承山。长强、腰俞属督脉，为近部取穴，督脉"起于下极之输"（《难经·二十八难》），"起于少腹，以下骨中央"（《素问·骨空论》），故长强、腰俞可通调肛肠局部气血；委中为膀胱经合穴，疏通经气，委中又名"血郄"，为血之郄穴，善凉血止血。足太阳膀胱经经别"别入于腘中，其一道下尻五寸，别入于肛"，故承山、委中清泻肛肠湿热、消肿止痛、凉血止血，善治外痔。若为痔漏则在局部取长强，在远部取承山、委中的基础上加取命门以固本补虚、益气止血。

先生在针灸治疗本病的同时，强调"劝勉病者，寡思少怨，静养数月，兼服后方，以调达五脏，排泄毒气。外用丹药，方能治痊"。说明情志调摄配合中药内服、外敷可加强疗效。内服中药全生丸（白芷四两、槐子四两、土炒穿山甲二两、蜈蚣二条、全蝎二两共为细末，饭捣为丸，每服三钱）治疗痔瘘。若为外痔，还可在内服全生丸后配合外用外痔实效方，将郁金、白及等分研为细末，待痔出侧卧，以淡盐汤洗净患处，用水同蜜调前药，敷在肛门周围好肉上，留痔头在外，用纸盖药，用温水涂纸使常润泽，后用枯药方涂抹（白矾四两、生红砒三钱、朱砂一钱，研为极细末。先将砒放瓦片上，再将矾置于砒面下，用火煅，令砒气从矾内透出，以烟尽为度，将矾研为细末。根据痔头大小，取适量白矾并加朱砂少许，加水调涂抹痔头，勿黏好肉上，日换三次，用药后有黄水流出，微有小疼，待黄水流尽自愈）。

（2）瘰疬

瘰疬是以颈前喉结两侧肿大结块、不痛不溃、逐渐增大、缠绵难消为特点的病症。《薛氏医案·瘰疬》云："其候多生于耳前后、颈、腋间，结聚成核，初觉憎寒发热，咽项强痛。"先生在分析瘰疬的病因病机时认为："此病系痰凝气滞，肝郁火旺，肺寒气阻共合而成，所生之处又为胆、胃经循行之地。"因此，本病病位在肝、肺、胆、胃，标实为痰气交阻，治疗大法"当以祛痰行气为先务"。

先生针灸治疗本病以百劳、肘尖、天井、丘墟为基础方，方中百劳疏通局部气血，肘尖、天井调节三焦气机以行气祛痰，胆经原穴丘墟可清泄肝胆实火。中药予以子龙丸（大戟三钱、甘遂三钱、白芥子五钱）行气祛痰散结。

6. 五官科病诊治

蒲湘澄先生详述目疾、耳聋、牙痛、喉蛾等五官科疾病的病因病机、证候、针灸处方、中药处方。

（1）目疾

《灵枢·脉度》记载："肝气通于目，肝和则目能辨五色矣。"《灵枢·经脉》云："肝足厥阴之脉……上入颃颡，连目系。"因此，双目的视物功能有赖于肝气和肝血的濡养。中医五轮学说将目归属五脏，即白睛为气轮，属肺；黑睛为风轮，属肝；瞳仁为水轮，属肾；眼睑为肉轮，属脾；两眦为血轮，属心。先生据此进行了归纳总结："肌肉之精为约束，约束者主开阖，即上下眼皮也，是曰肉轮，脾主肌肉，故属脾；气之精为白珠，谓之气轮，肺主气，故属肺；血之精为络，白珠之外，有红肉裹之，而结于两眼角者，属心，名曰血轮；筋之精属肝，为黑珠，肝主风，名曰风轮，即黑珠也；骨之精为瞳子，肾主骨，属水，是名水轮。"

先生在《中医实验谈·卷一》详述目病的病因病机："推其致病之由，不外七情内伤，忧郁气结而不散；又或蕴蓄风热，上攻于目所致。"说明情志所伤、外感风邪均可导致目病的发生。先生还根据临床经验详述目病的辨证当谨守"虚、实、寒、热四字"："上午不痛，下午大痛，或眼珠淡白而红，或发痒不痛者，均虚热也；上午大痛，下午不痛，或泪少，凡红丝缕缕者，实热也；不痛不疼，翳膜渐渐遮睛，怕日羞明者，寒也；有疼有痛，恶热喜寒，翳膜渐渐遮睛者，热也。总言之，虚则多泪，而实则多肿而痛。"清晰明了、提纲挈领地论述目疾的辨证要点。

　　先生治疗目疾的法则为："目病虽在上，而其源在下，病虽在外，而其源在内。治目疾者不必治其病，而治其发病之处，则得其治目之枢要也……按定各轮受病之寒热虚实治之，无不取效。如外感而兼眼痛者，视查邪在何经，即寻何经之穴治之，外感除而目自愈也。"强调根据五轮学说，辨别病变所在经脉，按经取穴处方。至于目病的预后，蒲湘澄先生指出："眼病在肉、气、血各轮，其病尚浅，不难立愈；若病在风、水两轮，则根深道远，非多治不能收效，学者应当知之。"

　　先生治疗目疾，针灸取穴百会、头临泣、风府、风池、阳白、鱼腰、鱼尾、攒竹、睛明、太阳、翳风、瞳子髎、丝竹空、耳尖、肝俞、足三里、合谷、大小骨空、大陵；病在肉轮以足三里、大包、公孙为主穴；病在气轮以肺俞、尺泽为主穴；病在血轮以通里、心俞为主穴；病在风轮以太冲、肝俞为主穴；病在水轮以太溪、肾俞为主穴。分析先生治疗目疾的处方可以发现，其取穴以头面、眼目局部腧穴配合辨证取穴，百会、风府、风池祛风散邪；头临泣、阳白、鱼腰、鱼尾、攒竹、睛明、太阳、翳风、瞳子髎、丝竹空、耳尖清利头目；肝俞养肝明目；足三里补益气血；大陵清心泻火；合谷、大小骨空解表驱邪。因肉轮属脾，气轮属肺，血轮属心，风轮属肝，水轮属肾，故病在肉轮以足三里、大包、公孙补益脾胃；病在气轮以肺俞、尺泽调补肺气；病在血轮以通里、心俞养心明目；病在风轮以太冲、肝俞滋肝阴、养肝血；病在水轮以太溪、肾俞补肾明目。

　　中药内服亦可治疗目疾。予以明目汤（柴胡、防风、荆芥、草决明、酒芍各三钱，黄芩、黄连、菊花、车前子各三钱，蝉蜕七个）治疗目肿胀痛、红丝流泪作痒、畏风、白雾云翳等实热目疾；复明退雾汤（当归四钱、白芷三钱、桂枝二钱、蔓荆子三钱、赤芍三钱、北辛五分、川芎三钱、菊花四钱、甘草一钱、草决明三钱）治疗风火、虚火所致泪多羞明；万应蝉虫散（蝉蜕五钱，蛇蜕三钱，当归、川芎、羌活、防风、炙甘草、石决明、茯苓各一两，苍术四两，赤芍三两）治疗风火眼疾；潜阳汤、桂枝龙骨牡蛎汤加菊花蔓荆子（桂枝四钱，芍药、龙骨、牡蛎各三钱，生姜三片，甘草两钱，大枣四枚，菊花四钱，蔓荆子三钱）均可治疗阳虚目疾、不痛不痒、背恶寒；六味地黄丸治疗阴虚火旺目疾；补中益气汤治疗气虚目疾；补血汤（黄芪八钱、当归四钱、菊花四钱、赤芍三钱、青葙子三钱）治疗上午大痛、血虚目疾；或以民间验方五倍子、荆芥穗、防风、川连各三钱，苦参四钱，薄荷二钱，治疗目赤肿痛。

（2）耳聋

耳聋是指听力减退或听觉丧失。《灵枢·五阅五使》云："耳者，肾之官。"《灵枢·脉度》载："肾气通于耳，肾和则耳能闻五音矣。"说明肾气充足是保持正常听力的基础。《灵枢·决气》强调："精脱者，耳聋。"《诸病源候论》进一步阐释为："肾为足少阴之经而藏精，气通于耳。耳，宗脉之所聚也。若精气调和，则肾脏强盛，耳闻五音；若劳伤气血，兼受风邪，损于肾脏，耳精脱，精脱者耳聋。"说明肾精亏虚可导致耳聋。先生不仅重视肾开窍于耳的生理意义，亦重视肝气对于耳的作用。他认为，耳聋的病机为"此病之源发于肝肾两经。肝脉络于耳，肾开窍于耳。得斯疾者，多因肝火太旺，水枯竭；亦有因伤寒不解而成者"。说明外感或肝胆火旺、肾精不足均可导致耳聋发生。

先生针灸治疗耳聋选取翳风、听会、风池、肝俞、肾俞、气海等穴。翳风、听会、风池为手、足少阳经穴，手、足少阳经均"从耳后入耳中"，三穴可疏通耳部经络气血；肾俞、气海可补肾聪耳；肝俞与风池相配，可清泄肝胆而治疗耳聋。本病内服中药可选龙胆泻肝汤可清泄肝胆，治疗耳聋胁痛；当归芦荟丸（当归、龙胆草、栀子、黄连、黄柏、黄芩各五钱，大黄、青黛、芦荟各三钱，木香一钱，神曲四钱，生姜三片）治疗胆经实火所致头晕目眩、耳鸣耳聋、胸胁胀痛、二便不通；若面白无神、声低息短、脉空无力，则以潜阳丹、封髓丹、滋肾丸等方加菖蒲、柴胡等药治疗。

（3）牙痛

牙痛临床常见，是以其症状而命名的疾病。十二经脉中手阳明大肠经"从缺盆上颈，贯颊，入下齿中"，足阳明胃经"下循鼻外，入上齿中"，故外邪循经上扰则导致牙痛。另外，肾主骨，又齿为骨之余，故齿痛与肾亦密不可分。《中医实验谈·卷二》亦云："此病有风火虫牙之积，其源皆于肾气不足。夫齿乃骨之余，若肾气充盈，虚火不能上犯，决无虫蚀作痛之理。亦有因寒邪客肾而作痛者，均宜温肾而其病自已。"因此，蒲氏认为，治疗牙痛以益肾固本为要。

针灸治疗牙痛，先生多选取颊车、合谷、太渊、太溪、二间、三间等穴，其中颊车为局部取穴，疏调牙周气血；合谷、二间、三间分别为大肠经原穴、荥穴、输穴，可泻实火以消牙痛；太渊为肺经输穴、原穴，可宣肺解表，治疗外感所致牙痛；太溪为肾经原穴，可滋肾阴、清虚火。蒲氏根据脏腑理论认为，牙痛多为肾虚所致，而脏腑虚损需以中药内服，故选取麻黄附子细辛汤治疗寒邪客肾所致牙痛，封髓丹治疗肾阴亏虚所致的虚火牙痛。

（4）喉蛾

喉蛾也称为乳蛾，是以发热、咽痛、喉核红肿胀大、形如蚕蛾，或表面呈黄白色脓血，或喉核肿大、质硬、暗红等为主要表现的喉科病症。清代名医高秉钧在《疡科心得集》中指出："夫风温客热，首先犯肺，化火循经上逆入络，结聚咽喉，肿如蚕蛾，故名喉蛾。"郑钦安《医法圆通》载："喉蛾一证，有少阴君火为病者，有肾气为病者，有胃中积热上攻而致者，有怒动肝火上攻而致者。因少阴君火为病者，或由外夹风热，与君火协化；或本经素有火邪，发泄不畅，上刑于肺，少阴之脉夹咽喉，咽喉窄狭，火气太甚，欲发泄而不能，熏蒸于上，而生蛾子。"从虚火、实火两方面阐释喉蛾的病因病机。先生在《中医实验谈·卷二》中根据病情轻重，将本病分为单喉蛾和双喉蛾两种证型："双者生于咽上，其病较轻而易治；单者生于咽中，其病较重，而难疗，倘不速治，至一小时，呼吸断绝即不可救也。"说明该病重症救治不及预后极差。蒲氏认为，喉蛾的发生是因肺热熏蒸咽喉所致，"此病由肺经积热而生，咽喉之旁，形如蚕蛾"。

针对本病的治疗，先生针灸取穴少商、商阳、金津玉液、合谷、天应穴等。本病因肺经积热而生，故取肺经井穴少商并辅以表里经大肠经井穴商阳以清泻肺热，大肠经原穴合谷解表清热，局部取金津玉液、天应穴疏调局部气血以祛邪。内服中药可予消蛾散（生地三钱、木通三钱、荆芥二钱、防风三钱、银花三钱、山豆根三钱、淡竹叶三钱、甘草一钱）治疗喉蛾见心烦口渴、小便短赤、身疼头痛；甘桔汤（桔梗八钱、甘草四钱）治疗咽喉肿痛轻证；潜阳汤治疗肾虚阴气上干、喉中微痛；丹栀逍遥散治疗肝郁化火，咽喉疼痛；或以冰片三钱、僵蚕五厘、硼砂二钱、牙硝七钱五分共为细末，吹入喉内以清肺除热，消肿止痛。

学术思想

川派中医药名家系列丛书

蒲湘澄

蒲湘澄先生研究针灸医学精审博治，不仅对历代医家的著述兼收并蓄，博采众长，并根据自己的临床经验，灵活施治，颇多独到见解，对西南地区针灸医学的发展产生了深远影响。先生所著《中医实验谈》第三、第四卷是针灸专卷，集中体现了先生的针灸学术思想。其针灸学术思想主要包括六个方面：第一，针灸药并重，针灸外治配合使用中药内服，针对不同病因病机的疾病产生协同作用，提高临床疗效；其次，强调取穴准确性，取穴准确与否是针刺能否得气的保证，是整个针灸治疗的基础；第三，强调按经取穴，重视特定穴，十二正经及任督二脉其所主病症、所候脏腑、所络肢节不尽相同，故治疗应按经取穴，尤以能起至关作用的本经特定穴为主；第四，重视针刺行气手法，在辨证准确、选穴精良、正确取穴的基础上，针刺是否得气是起效的关键；第五，强调针灸补泻，疾病有虚实，所谓虚则补之、实则泻之，蒲氏坚持补泻有时、有度，才能不犯"虚虚实实"之戒；第六，重视针灸禁忌，任何治疗方法都有适应证及禁忌证，针灸操作在提高临床疗效的同时，必须严格遵守针灸禁忌，避免临床事故，提高针灸操作的安全性。

一、针灸与汤药并重，不可偏堕

针灸与中药在治疗疾病方面各有所长。《素问·移精变气论》云"微针治其外，汤液治其内"，明确了针刺和药物各自的治疗优势。张仲景治疗妇人杂病强调"行其针药，治危得安"，在治疗伤寒病时指出，"太阳病，初服桂枝汤，反烦不解者，先刺风池、风府，却与桂枝汤则愈"，充分显示针药并用的疗效优势。西晋医家王叔和强调以脉论证，临证治疗针药结合，提高临床疗效。隋代杨上善指出："肠胃寒热病气也，或入脏腑，或在皮毛，皆用针药，以调汗而出之也。"唐代医家孙思邈在《备急千金要方》中强调："若针而不灸，灸而不针，皆非良医也；针灸不药，药不针灸，尤非良医也……知针知药，固是良医……汤药攻其内，针灸攻其外，则病无所逃矣。"说明良医必须精通针、灸、药三种治疗方法。

宋代针灸名家王执中在《针灸资生经》中记载："凡身重不得食，食无味，心下虚满，时时欲下，喜卧，皆针胃管、太仓，服建中汤及平胃丸。"元代医家罗天益在《卫生宝鉴·上热下寒治验》中记载治疗"头面赤肿而痛……身半以下皆寒"的"上热下寒证"，以针砭肿痛处放血清上热，以艾灸气海、足三里而祛下寒，同时配以既济解毒汤泄上热，增强针灸疗效。明代针灸学家杨继洲强调："针刺治其外，汤药治其内。"并指出："疾在肠胃，非药饵不能以济；在血脉，非针刺不能以及；在腠理，非熨焫不能以达。是针、灸、药者，医家之不可缺一者也。"说明疾病病位不同，所采取的治疗方法就应择其适者而用之，不能偏废其一。吴崐《针方六集》区别针刺、药物的治疗优势时指出："败血积于肠胃，留于血室，血病于内者，必攻而去之，药之所长，针不得而先之也。败血蓄于经隧，结于诸络，血病于外者，必刺而去之，针之所长，药不得而先之也。"因此，"有穷年积岁，饮药无功者，一遇针家施治，危者立安，卧者立起，是药之多，不如针之寡也；然针不难泻实，而难补虚，一遇尪羸，非饮之甘药不可，是针之补，不如药之长也"。清代针灸医家李学川在《针灸逢源》中强调："知汤液而不知针灸，是知人有脏腑而不知有经络毛腠也；知针灸而不知汤液，是知人有经络毛腠而不知有脏腑也。"掌握了针灸、药物才能"通内外两家之伐，而使之左右逢源，会归一致"。历代医家的论述，充分说明针、灸、药并重，辨证选用适宜的治疗方法，是取得良好疗效的重要保证。

先生继承先贤的有关理论，详细阐释了针、灸、药的重要作用。《中医实验谈·卷三》针灸与汤药并重说明指出："病不在经络而在脏腑，根深道远，又非针灸所可能也，当用药饵以培其根，方期有效。病在经络者，非针灸不能为功，药饵之力大缓，不及针灸之效速也。若病在脏腑者，又非药饵不能培元养正。故针灸与汤药并重，不可偏堕者也。"说明针、灸、药所擅不同，针对不同病症及病位应联合运用，取长补短。疾病起因不尽相同，故所致疾病病位亦有所不同。病在经络，则以针灸调整经络气血，发挥治疗优势；病在脏腑，则应用药物培元养正，以期扶正祛邪。先生在1956年主编的《针灸学》教材中明确强调："针灸并不是万能，万病一针是不实际的，在千变万化的疾病中，针灸、汤药各有所长，有些疾病针灸能起到很大作用，但有些病必须与汤药配合治疗才能收到效果，所以自古便是针灸、汤药配合治疗。"同时指出扁鹊治疗虢太子病，以及仲景治疗伤寒病都是针、灸、药并重的典范。

先生针、灸、药并重的思想充分体现在伤寒病的治疗方面。蒲氏临证遵循中医理论的指导，经过八纲辨证、脏腑辨证、六经辨证及卫气营血辨证后，采取针、灸、药综合治疗伤寒病，其目的是为了产生协同作用，在临床运用中取得较好疗效。《中医实验谈·卷三》"六经记要"中，针对太阳病、阳明病、少阳病、太阴病、少阴病、厥阴病的本证、变证、救误等都采取针、灸、药并用，在不同病程中发挥针刺偏泻、艾灸偏补、药物培补脏腑的综合作用。例如，太阳腑证药以五苓散，针三阴交、阴陵泉、京骨、委中、气海，轻灸中极、关元，针、灸、药三法合用，通利水饮，疏解太阳经邪气，表邪随内、外治法而得以根除。治疗太阴经经证以理中汤内服，针足三里、中脘、尺泽、脾俞、天枢、气海、肺俞，刺少商、隐白、阴陵泉，灸食窦、丰隆、偏历，三法合用，温中散寒，祛太阴经之寒湿，以达经络气血条畅之功。因此，针、灸、药三法不仅历代医家重视，先生亦多推崇，并充分运用于临床实践中。

除伤寒病强调针、灸、药并治而外，先生对于其他病症亦积累了内外兼治的丰富经验。例如，治疗水肿，针刺取足三里、脾俞、胃俞、水分、关元、复溜、绝骨、三阴交、太冲等穴，而对于各穴的操作，《中医实验谈·卷一》强调："除水肿宜在太冲、复溜、水分、三阴交各穴放水外，其余各证，均宜用灸，运退其肿为妙，可重灸气海、水分两穴，若二穴已肿可多灸少针。"在针灸治疗的同时，蒲氏亦根据证型选用桂甘姜枣麻辛附子汤、五皮饮、潜阳丹、防己茯苓汤及加味理中汤等内服汤剂以淡渗利水、健脾消肿。三法同用，肿消水湿亦除。据《中医实验谈》卷一、卷二记载，中风、瘫痪、历节、癫狂、痰饮、咳嗽、肿胀、痢疾、疟疾、头痛、虚劳、痨瘵、遗精、心痛、不寐、哮喘、噎膈反胃、痞满、霍乱、痧证、瘟疫、喉蛾、疝气、腰痛、淋证、缩阳、鼻渊鼻塞、耳聋、牙痛、瘰疬、白带红崩、痔疮等内科、外科、妇科、五官科等多种病症，都采取针、灸、药并用的原则，且列出具体的针灸处方及中药处方，更是根据先生的临床经验，创立了许多简便验方，非常适合临证治疗。

二、强调取穴准确性

腧穴是脏腑、经络气血输注于躯体外部的特殊部位，也是疾病的反应点和针灸等治法的刺激点。《灵枢·九针十二原》云："所言节者，神气之所游行出入也，非皮肉筋骨也。"《灵枢·小针解》进一步说明："节之交，三百六十五会者，络脉之渗灌诸节者也。"说明腧穴是气血输注点及病理反应点，取穴是否准确直接关系针灸治疗的作用。因此，蒲氏注重取穴的准确性，临床取穴时尤其强调正确使用定穴尺寸、重视体表标志、重视基准穴，强调对比取穴及指按审穴的重要性。

1. 详述全身各部尺寸

全身各部尺寸首载于《灵枢·骨度》，强调"先度其骨节之大小广狭长短，而脉度定矣""此众人骨之度也，所以立经脉之长短也"，说明骨度尺寸是定取经脉腧穴的标准。《灵枢·骨度》同时记载了全身主要体表标志之间的尺寸标准："头之大骨围二尺六寸，胸围四尺五寸，腰围四尺二寸。发所覆者，颅至项尺二寸；发以下至颐长一尺……横骨长六寸半，横骨上廉以下至内辅之上廉长一尺八寸，内辅之上廉以下至下廉长三寸半，内辅下廉下至内踝长一尺三寸，内踝以下至地长三寸，膝腘以下至跗属长一尺六寸，跗属以下至地长三寸。"为定取腧穴确立了基本的折量标准。历代重视腧穴定位的医家均强调骨度尺寸的准确，如北宋针灸家王惟一重视骨度分寸，系统修订了人体骨度分寸，编成《修明堂诀式》，在前代文献基础上增加了"顶去额长四寸""顶去发际长七寸五分""顶去脑角长四寸""脑角下至柱骨长一尺""内髀枢之间广六寸五分""两肩相去二尺一寸"等。明代杨继洲于《针灸大成·中指取寸》详述全身骨度分寸："前发际至后发际，折作十二节，为一尺二寸。前发际不明者，取眉心直上行三寸；后发际不明者，取大椎直上行三寸；前后俱不明者，折作一尺八寸，头部直寸并依此法取。眼内眦角至外眦角为一寸，头部横穴并依此穴寸法取。神庭穴至曲差穴、曲差穴至本神穴、本神穴至头维穴各一寸半，自神庭至头维穴共四寸半。大椎起至尾骨穴，共计二十一椎，通作三尺。故谓人为三尺之躯者，此也。上七椎，每椎约一寸四分一厘，共九寸八分七厘。中七椎，每椎约一寸六分一厘，共一尺一寸二分七厘。下七椎，每椎一寸二分六厘，共八寸八分二厘。第二行，夹脊各一寸半，除脊一寸，共折作四寸，分两旁。第三行，夹脊各三寸，除脊一寸，共折作七寸，分两旁。膺部腹部横寸，并用对乳间横折作八寸。膺腹横寸取穴悉依上法。直寸取穴，依中行心蔽骨下至脐，共折八寸。人无蔽骨者，取歧骨下至脐心，共折九寸取之。脐下至毛际横骨，折作五寸。天突至膻中，折作八寸，下行一寸六分为中庭，上取天突，下至中庭，共折九寸六分。"

除骨度分寸法以外，历代学者亦采用手指同身寸比量定取腧穴。例如，唐代名医孙思邈《备急千金要方·灸例》指出："男左女右手中指上第一节为一寸。亦有长短不定者，即取手大拇指第一节横度为一寸。"《铜人腧穴针灸图经·背俞部中行凡一十三穴》云："凡度周身孔穴远近分寸，以男左女右，取中指内纹为一寸。"明代医家张介宾于《类经图翼·经络一》中强调："同身寸者，谓同于人身之尺寸也。人之长短肥瘦各自不同，而穴之横直尺寸亦不能一，如今以中指同身寸法一概混用，则人瘦而指长，人肥而指短，岂不谬误？故必因其形而取之，方得其当。"指明手指同身寸应该因人而异，要根据病人的形体特点选择运用。《针灸大成·背部腧穴歌》指出："男左女右手，中指第二节内廷，两横纹头相去一寸。"

先生重视腧穴定取尺寸的准确性，在历代医家的基础上，于《中医实验谈·卷三》"全身各部尺寸考"中，详述头、背、胸、腹、手足全身各部定穴尺寸："头部：前额发际至颈后发际分作一尺二寸，如前发际不明者取眉心印堂多加三寸，如后发际不明者取颈后大椎穴多加三寸，前后均不明者取眉心至大椎为一尺八寸。头部横取尺寸：取男左女右大眼角至小眼角为一寸。背部：颈项骨除上三节从大椎穴起至尾骨穴共二十一椎，通作三尺，按上七椎每椎约一寸四分一厘，合为九寸八分一厘；中七椎每椎约一寸六分一厘，合为一尺一寸二分七厘；下七椎每椎约一寸二分六厘，合为八寸八分二厘。背部横取尺寸：以男左女右手中指二节至三节屈指横纹头为一寸。凡背部横去两寸之穴，除去脊骨五分，均作寸半计算。横去三寸五分之穴除去脊骨均以三寸计算。胸部：天突至膻中作八寸，下行至中庭作一寸六分，合计九寸六分至中庭。腹部：心蔽骨即鸠尾穴上距中庭一寸，下至肚脐中作七寸。小腹：脐心神阙穴下至毛际作五寸。胸腹部横取尺寸：以两乳中心分作八寸比量取之。手足尺寸：仍以男左女右中指中节横纹为准与背部横量同。"先生在定取全身尺寸时分部明确，准确严谨，便于针灸临证操作。

根据蒲氏的论述，头部定穴时，前发际至后发际为十二寸，内外眼角之间为一寸；背部直寸以大椎至尾骨定为三十寸，背部横取定穴时，以患者手中指中节两横纹之间为一寸；胸腹部定穴时，天突至中庭为九寸六分，中庭至鸠尾为一寸，鸠尾至脐中为七寸，脐中至耻骨毛际为五寸；胸部横取定穴，以两乳头之间为八寸；四肢部定穴时，以患者手中指中节两横纹之间为一寸。采用中指同身寸，简便易行。

2. 重视体表标志

腧穴位于相关体表标志的附近或远离某体表标志一定距离处，故历代医家在定取腧穴时素来重视体表标志。如《内经》专列《素问·骨空论》强调腧穴常位于骨旁凹陷中；《素问·气府论》记载足少阳经穴时强调"两角（即两发角）""发际""耳前锐发""耳后陷中""耳下牙车"等多个体表标志。孙思邈《备急千金要方·灸例》强调腧穴在"肌肉纹理、节解、缝会宛陷之中"。《针经指南·标幽赋》载："大抵取穴之法，必有分寸；先审自意，次观肉分；或伸屈而得之，或平直而安定。在阳部筋骨之侧，陷下为真；在阴分郄腘之间，动脉相应。"说明掌握体表标志是定取腧穴的前提，临证时注意筋骨旁凹陷及血脉搏动等解剖标志，可提高腧穴定位的准确性。

先生继承先贤关于腧穴定位理论的精华，于《中医实验谈·卷三》"取穴要言"中指出："阳经穴在筋骨之间，陷下为真；阴经穴在郄腘之内，动脉相应。"在"针灸实验歌诀"中亦强调："我将审穴对君谈，阳经有陷阴动脉。"对不同经脉经穴定取的规律性体表标志按阳经、阴经分类归纳。这一规律在《中医实验谈·卷四》的十四经穴的具体定位中得以体现，如手太阴肺经尺泽穴位于"曲肘横纹动脉大筋外陷中"，天府穴位于"夹窝内侧下三寸动脉应手"；足厥阴肝经行间穴位于"足大趾次趾缝间动脉陷中"，太冲穴位于"足大趾本节后二寸动脉陷中"，阴包穴位于"气冲下二寸，动脉应手"；手阳明大肠经合谷穴在"大指食指歧骨陷中"，阳溪在"手腕上侧两筋间陷中"，巨骨穴在"肩尖骨端上行两叉骨缝间陷中"；足少阳胆经侠溪穴在"足小趾四趾歧骨陷中"，地五会在"足小趾四趾本节前陷中"，足临泣在"足小趾四趾本节后陷中"，丘墟在"足外踝微前陷中"；足太阳膀胱经申脉穴在"外踝下五分陷中，前后有筋，上有踝骨，下有软骨"，昆仑穴在"足外踝后五分，跟骨上陷中"。

体表标志的确定与体位密切相关。《灵枢·本输》记载"曲泉，辅骨之下，大筋之上也，屈膝而得之"；"阴之陵泉，辅骨之下，陷者之中也，伸而得之"。说明正确的体位有助于确定体表标志。《针经指南·标幽赋》强调"或伸屈而得之，或平直而安定"。先生结合针灸取穴实际，重视取穴的体位。例如，二间位于"食指本节前内侧"，三间位于"食指本节后内侧"，二穴均需"卷手取之"，要求掌指关节弯曲、虚掌以便显露第二掌指关节前、后的凹陷定取二间、三间。肩髃位于"髆骨肩端上两骨缝间有空"，体位要求"举臂取之"。曲池穴位于"肘外辅骨曲肘横纹头，屈伸食指应手"，说明该穴在屈伸食指时牵引肌腱，可在肘窝外侧触及活动。风门、肺俞、厥阴俞、心俞、督俞等穴位于相应的胸椎棘突下凹陷旁，取穴时应"抄手取之"，其所谓"抄手"即抱手于胸前，以便更好地显露胸椎棘突利于定穴。膏肓位于"四椎下五椎上，旁三寸"，要求"抱膝平胸取之"。因该穴在肩胛骨内侧缘平第四胸椎棘突下凹陷，"抱膝平胸"有利于显露胸椎棘突、肩胛骨等骨节标志。神门穴在"掌后锐骨端陷中"，要求"转手骨开穴"，通过活动腕关节显露尺侧腕屈肌肌腱而定取神门。中封穴在"足内踝前一寸两筋间宛中，足趾用力朝上取之"，因屈踝关节伸足趾有利于胫前肌肌腱显露。承山穴在"足向后蹬陷凹分肉间"，因蹬足动作有利于显露小腿后方腓肠肌、比目鱼肌之间的凹陷。先生关于相关腧穴取穴体位的记载，充分体现了体位对针灸临床取穴准确性的意义。

在注重体表标志定取腧穴时，先生还提出简便易行、定位准确的一些方法。例如，直立，上肢自然下垂于大腿外侧中指指尖所点处为风市；无名指的中段紧贴于肩部最高处的巨骨，中指压肩处即是肩井，食指处取天鼎；上肢曲肘将手中指尖紧贴于巨骨处，在侧腰部与肘尖处成水平线定取章门；上肢仰掌肩外展与肩端成水平线，俯首鼻尖下点至上臂内侧处是天府；上肢仰掌肩外展至耳旁，上臂内侧于鼻尖相平处为侠白。以上都是先生在长期临床实践中总结的简便、准确的定穴方法。

3. 重视基准穴，强调对比取穴

在定取腧穴时，蒲湘澄先生非常重视临近腧穴之间的相互关系，强调根据基准穴定取他穴。例如，手太阴肺经经渠穴在"寸口动脉陷中，去太渊一寸"，侠白穴在"尺泽上五寸，动脉应手"，说明在定取经渠穴、侠白穴时分别以太渊、尺泽作为基准。手阳明大肠经下廉在"曲池下四寸",上廉在"曲池下三寸",手三里在"曲池下二寸",手五里在"曲池上三寸",以上四穴的定取均以曲池作为基准穴。而温溜位于"阳溪后五寸半",扶突位于"人迎横后寸半",分别以阳溪、人迎为基准穴定取温溜、扶突。手太阳小肠经天窗穴在"风池直下三寸,动脉应手",以风池为基准定取。而足阳明胃经不容、承满、梁门、关门、太乙、滑肉门穴分别以巨阙、上脘、中脘、建里、下脘、水分为基准穴定取。先生在《中医实验谈·卷四》"十四经穴"中共记载了125个以基准穴定位的经穴,充分体现了先生在定穴操作时对基准穴的重视。

在重视基准穴的同时,先生还强调对相邻腧穴进行对比以确定腧穴部位,避免混淆,即《针经指南·标幽赋》所云:"取五穴用一穴而必端,取三经用一经而可正。"例如,臂臑位于"曲池上七寸,肩髃下一寸,两筋骨缝中";商丘穴位于"足内踝微前陷中,前有中封,后有照海,此穴居中";阴廉位于"气冲下二寸,五里上一寸,动脉应手"。《中医实验谈·卷四》"十四经穴"中共记载了中府、臂臑、商丘、阴廉、条口、外陵、乳根、复溜、日月、脑空、本神、金门、殷门13个腧穴与周围腧穴的定位关系,有利于针灸临床区分相近穴,提高取穴准确性。

4. 指按审穴

《灵枢·九针十二原》有云:"所言节者,神气之所游行出入者也,非皮肉筋骨。"《备急千金要方·灸例》也认为:"凡孔穴在身,皆是脏腑、荣卫、血脉流通,表里往来各有所主,临时救难,必在审详。"因此,腧穴定取除采用正确的方法、根据文献记载确定所在部位,还必须进一步进行审验以提高准确性。《灵枢·五邪》强调:"以手疾按之,快然,乃刺之。"《灵枢·邪气脏腑病形》提出:"中气穴则针游于巷,中肉节即皮肤痛。"《备急千金要方·灸例》指出定取腧穴时必须"以手按之,病者快然,如此仔细安详用心者,乃能得之耳"。先生亦非常重视临证审穴,《中医实验谈·卷三》强调:"取穴之法,各书不同,难于细究,总须临证审穴。"具体方法为:"用指按定,如病势即减,此为主穴,再行前后、左右再揣再审,如病势全消,此丝毫不差之真穴也。如病势未消,即舍此穴而寻他穴"。这说明腧穴的准确部位应以按压后能减轻病痛的部位为准。

先生还在《中医实验谈·卷三》"十四经穴"的相关内容中记载了部分经穴

定取的审验方法。例如，定取手阳明大肠经手三里，先根据基准穴和骨度分寸定位，该穴位于"曲池下二寸"，定取后须"按之空陷处"审验其部位是否准确。足太阴脾经阴陵泉位于"膝下内侧屈膝横纹骨肉交界陷中"，审验则"指头按有空"。足少阳胆经绝骨（悬钟）在"足外踝上三寸，循摸尖骨尽处是穴"。阳陵泉则位于"膝盖骨下寸半，胻骨外廉陷中"并"按之有空"。风池穴在"头后发际陷中，按之引于耳内"，说明该穴定位准确时应在按压时耳中有所感应。

三、强调按经取穴，重视特定穴

按经取穴是针灸临床取穴处方的重要原则，是"经脉所过，主治所及"在针灸处方上的具体体现。该原则早在《内经》就已确立。《灵枢·终始》云："从腰以上者，手太阴阳明皆主之。从腰以下者，足太阴阳明皆主之。"《灵枢·五乱》云："气在于心者，取之手少阴心主之输。气在于肺者，取之手太阴荥足少阴输。气在于肠胃者，取之足太阴阳明，不下者，取之三里。气在于头者，取之天柱大杼，不知，取足太阳荥输。"《灵枢·厥病》云："厥心痛，与背相控，善瘛，如从后触其心，伛偻者，肾心痛也，先取京骨、昆仑。发狂不已，取然谷。厥心痛，腹胀胸满，心尤痛甚，胃心痛也，取之大都、太白。厥心痛，痛如以锥针刺其心，心痛甚者，脾心痛也，取之然谷、太溪。厥心痛，色苍苍如死状，终日不得太息，肝心痛也，取之行间、太冲。厥心痛，卧若徒居，心痛，间动作，痛益甚，色不变，肺心痛也，取之鱼际、太渊。"均强调按经取穴在多种疾病针灸治疗中的作用。针灸临床传播甚广的"四总穴歌"（肚腹三里留，腰背委中求，头项寻列缺，面口合谷收）也是对按经取穴的总结概括。

先生针灸临证处方非常重视按经取穴，在《中医实验谈·卷四》中阐释了经络的重要意义："经者，径也，尤路也。络者，联络也，别走他经而与本经连贯之谓也。夫经络者乃人身气血通行之道路也，内应脏腑，外络形身，运行肌肤，升降精气。但直行而周于身者为经，横行而左右环绕者为络，络脉之外与皮肤相连在皮窍之内比络细小者为孙络，西人谓之曰微丝血管。杨如候《灵素生理新论》曰：'经络者，脏腑之十二经脉，如江河之道径也。络脉者，如江河之有支流也。孙络者，如支流之外更有支流也。'但经脉行于分肉之内，深不能见，凡见于皮肤者皆络脉也。"充分论述了经络是运行气血，联络脏腑、肢体的重要路径。正是基于对经络功能的认识，先生在针灸处方时非常强调经络辨证、按经取穴。《中医实验谈·卷三》指出："取穴之法，各书不同，难于细究，总须临证审穴，看病人病在何经，即在何经下手找穴。"如喉蛾一证，多由肺经和阳明经郁热所致，故治疗宜取少商、商阳、合谷、金津、玉液等穴点刺出血；而疝气一证，多缘肾气亏损以致肝气不舒，母病及子，而膀胱与肾互为表里，肾一有病，膀胱之气亦受阻，因而应取大敦、太冲、太溪、肝俞、肾俞、膀胱俞等穴。又如头痛病的针灸治疗，先生强调根据头痛部位进行经脉辨证而取穴治疗。太阳经头痛则痛在头顶的两旁一寸半区域内，取攒竹、百会、风府、大椎、天柱、委中；少阳经头痛则痛在头的两侧距中行二寸五分以外的区域，取瞳子髎、列缺、外关、风池、悬钟；阳明经头痛在前额及两侧额角、眼眶区，取头维、太阳、合谷、足三里、上星；少阴头痛脑连颏齿，取通里、少海、太溪、涌泉、照海、百会；厥阴头痛在颠顶，取太冲、内关、肝俞、百会、瞳子髎、风池。

先生针灸临证遵循"病在何经，即在何经下手找穴"的按经取穴原则，在具体选穴时，尤其重用井、荥、输、经、合五输穴及原穴等特定穴，即所谓"先以受病之经井、荥、输、原、经、合各大穴道，审查用指按定，如病势即减，此为主穴，再行前后、左右再掐再审，如病势全消，此丝毫不差之真穴也。如病势未消，即舍此穴而寻他穴。凡与受病之经相表里或相连络者均可审按寻找之，总以掐穴病除为真"。先生在《中医实验谈·卷三》"十二经相表里、十二经络、八会穴、五脏六腑募俞穴、十二经原穴、奇经八脉"，以及《中医实验谈·卷四》"十二经所属井荥输原经合歌"中，详述表里经理论及络穴、八会穴、俞穴、募穴、原穴、八脉交会穴、五输穴等特定穴理论。

1. 主穴重用五输

五输穴理论起源于《灵枢·九针十二原》。"经脉十二，络脉十五，凡二十七气以上下，所出为井，所溜为荥，所注为输，所行为经，所入为合，二十七气所行，皆在五腧也"，提出五输穴名称及各穴含义。五输穴名称皆有其特殊的含义，说明相应的井、荥、输、经、合五个特定穴的经气特点：①所出为井：《难经集注》杨玄操说："井者，山谷之中，泉水初出之处。"《类经·经络类》指出："脉气由此而出，如井泉之发，其气正生也。"用井喻作水之源头，意为经脉之气所出的部位，即"所出为井"。因此，井穴多在手足之端。②所溜为荥：《难经集注》指出："泉水即生，留停近荥，还未成大流，故名曰荥。"《类经·经络类》阐释荥穴含义认为："急流曰溜，小水曰荥，脉出于井而溜于荥，其气尚微也。"用荥比喻水流不盛之状犹如细流，说明荥穴部位的经气较微弱。因此，荥穴多位于掌指或跖趾关节之前。③所注为输：《类经·经络类》认为："注，灌注也；输，转运也。脉注于此而输于彼，其气渐盛也。"用输喻作水流由小而大，由浅注深，意为输穴为经气渐盛、由此注彼的部位，即"所注为输"。因此，输穴多位于掌指或跖趾关节之后。④所行为经：《难经集注》曰："经者，径也，亦经营之义也。"《类经·经络类》说："脉气大行，经营于此，其正盛也。"用经比喻水流变大而畅通无阻，"所行为经"意为经气正盛运行经过的部位。因此，经穴多位于腕、踝关节之上。⑤所入为合：《灵枢·海论》记载："人亦四海，十二经水。经水者，皆注于海。"《难经集注》指出："经行即达，合会于海，故名之曰合，合者会也。"《类经·经络类》认为："脉气至此，渐为收藏，而入合于内也。"用合喻作江河之流汇入湖海，"所入为合"即经气由此深入，进而会合于脏腑。因此，合穴多位于肘、膝关节附近。

　　十二经脉都有五输穴，其位于四肢肘膝关节以下，对经脉循行远端部位疾病及全身性疾病都有很好的治疗效果。如"治脏者治其输"，"荥输治外经"，"病在阴之阴者，刺阴之荥输"。《灵枢·顺气一日分为四时》曰："病在脏者取之井，病变于色者取之荥，病时间时甚者取之输，病变于音者取之经，经满而血者，病在胃，及以饮食不节得病者，取之于合。"全面论述井、荥、输、经、合的治疗作用，强调针灸临证应根据病情需要选用相关五输穴。历代文献不断丰富、发展五输穴的主治作用，《难经·六十八难》提出："井主心下满，荥主身热，输主体重节痛，经主喘咳寒热，合主逆气而泻。"其中，"井主心下满"，心下满即心下胃脘胀满不适，"井主心下满"强调井穴擅长治疗脘腹胀满疼痛。《难经集注》吕氏注云："井者木，木者肝，肝主满也。"滑寿《难经本义》指出："井主心下满，肝木病也，足厥阴之支从肝别膈上注肺。"《针灸集成》亦云："井主心下满，肝邪也。"可见，井穴属木与肝相应，肝经分布自足上行，上贯膈膜散布胁肋，肝主疏泄，喜条达而恶抑郁，肝失疏泄，气机不畅，经气不利，影响中焦脾胃气机，则见"心下满"。因此，取井穴能疏肝理气，消除胀满，能治疗气机失调而致的胸腹部疾患。"荥主身热"，滑寿《难经本义》指出："荥主身热，心火病也。"《难经集注》注云："荥者火，火者心，心主身热也。"《针灸集成》曰："荥主身热，心邪也。"可见，阴经荥穴属火，五脏中心亦属火，邪气伤心，易于化热化火，故针刺荥穴可清热泻火，能治疗热病。从热病的病位而言，既有经脉之热，又可见脏腑之热；从病性而言，既有实热，又有虚热；同时荥穴有阴经、阳经之分，五行有"阴荥火，阳荥水"之别，故荥穴可泻脏腑、经脉之实火，又可滋阴以清虚火。《针灸甲乙经》《备急千金要方》《针灸大成》《类经图翼》记载：鱼际主热病振栗鼓颔；劳宫主热病发热；二间主身热，喉痹如梗；内庭主厥热，热病汗不出；侠溪主热病汗不出；大都主热病汗不出且厥；少府治掌中热；前谷主热病汗不出；然谷主泻肾脏之热，行间泻火而热自清。"输主体重节痛"，滑寿《难经本义》注云："输主体重节痛，脾土病也。"《难经集注》认为："输者土，土者脾，脾主体重也。"《针灸集成》曰："输主体重节痛，脾邪也。"输穴属土，脾亦属土。脾主运化，为气血生化之源，气机升降之枢，主肌肉四肢。"所注为输"，输穴是经气运行的枢纽，故具有通经活络、调节气机等作用，能治疗肢体、骨节困重疼痛等。然输穴因所属阴经、阳经不同之分，五行分属土和木，故阴经和阳经的输穴在治疗疼痛方面各有偏重。《灵枢·邪气脏腑病形》云"荥输治外经"，强调阳经荥穴、输穴以治疗外经病为主。《灵枢·寿夭刚柔》指出"病在阴之阴者，刺阴之荥输"，说明阴经的输穴以治疗五脏疼痛为主；"经主喘咳寒热"，滑寿《难经本义》注云："经主喘咳寒热，肺金病也。"《难经集注》强调："经者金，金主肺，脾主寒热也。"。可见，经穴属金，肺亦属金。肺主气，司呼吸，主宣发肃降，肺宣发卫气于皮毛，以防病邪入侵。因此，取经穴可宣降肺气，疏风解表，能治疗喘咳、寒热之病。经穴临床最多于治疗喘咳类病症。《针灸甲乙经·六经受病发伤寒热病》记载："热病汗不出，胸痛，不可息，颔肿寒热，耳鸣，聋无所闻，阳谷主之。"《针灸甲乙经·五脏传病发寒热》记载："寒热，胸背急，喉痹，咳上气，喘，掌中热，数欠，汗出，刺经渠。"亦云："寒热善呕，商丘主之。"《针灸大成》记载阳溪主"寒热疟疾，寒嗽呕沫"、昆仑主"咳喘满"等。"合主逆气而泄"，《难经本义》注云："合主逆气而泄，肾水病也。"《难经集注》注云："合者水，水者肾，肾主泄也。"阴经合穴属水，内应于肾，若肾气亏虚则下元不固，精血下泄；肾阴不足则虚火上扰；阳经合穴属土，内应于脾，脾与胃相表里，若胃气不降则上逆，脾气不健则下泄，故"逆气"之如肾不纳气之喘咳，虚火上扰之头晕头痛，胃气上逆之呕吐、反胃、呃逆、哕等，"泄"之如遗精、遗尿、泄泻、崩漏等，均可取合穴治之。五输穴为十二经气血汇聚之处，其经气运行具有由浅入深、由弱到强的特点，可主治局部及远端脏腑病变，调节经气盛衰，是治疗脏腑、经脉虚实诸证的常用腧穴。

西晋医家王叔和亦倡导五输穴治疗五脏病，并强调按季节选用五输穴。《脉经·卷六》记载："肝病，其色青，手足拘急，胁下苦满，或时眩冒，其脉弦长，此为可治。宜服防风竹沥汤、秦艽散，春当刺大敦，夏刺行间，冬刺曲泉，皆补之；季夏刺太冲，秋刺中郄（即中都穴），皆泻之。"说明按季节选用五输穴时应根据四季阴阳气的不同而使用不同的补泻手法。金元医家刘完素重视井穴运用，他在《药略》中提出："眼大眦痛，刺手太阳井穴少泽；小眦痛，刺少阳井穴关冲；阴头中痛不可忍者，卒疝也，妇人阴中痛，皆刺足厥阴井大敦穴……血不止，鼻衄，大小便皆血，血崩，当刺足太阴井隐白；喉闭，刺手足少阳井，并刺少商，及足太阴井。"可见历代医家临证多取用五输穴治疗脏腑、经脉病症，五输穴的主治作用历来受到医家的重视。

先生继承前贤理论，亦重视五输穴在临床中的运用，他在《中医实验谈·卷三》中强调："取穴之法，各书不同，难于细究，总须临证审穴，看病人病在何经，即在何经下手找穴，先以受病之经井、荥、输、原、经、合各大穴道，审查用指按定，如病势即减，此为主穴，再行前后、左右再掐再审，如病势全消，此丝毫不差之真穴也。"说明蒲氏针灸治疗首先选用本经五输穴为主穴，然后才考虑选用其他腧穴。为帮助记忆，先生以歌诀概括十二经五输穴的具体名称："少商鱼际与太渊，经渠尺泽肺相连。商阳二三间合谷，阳溪曲池大肠牵。中冲劳宫心包络，大陵间使曲泽传。关冲液门中渚焦，阳池支沟天井言。少冲少府属于心，神门灵道少海寻。少泽前谷后溪腕，阳谷小海小肠经。隐白大都足太阴，太白商丘并阴陵。大敦行间太冲看，中封曲泉属于肝。厉兑内庭陷谷胃，冲阳解溪三里连。涌泉然谷与太溪，复溜阴谷肾经传。窍阴侠溪临泣胆，丘墟阳辅阳陵泉。至阴通谷束京骨，昆仑委中膀胱焉。"（《中医实验谈·卷四》"十二经所属井荥输原经合歌"）

先生将五输穴广泛运用于治疗多种病症。《中医实验谈》卷一、卷二记载33

个病症的针灸处方，其中，中风、瘫痪、癫狂、痰饮、咳嗽、肿胀、痢疾、疟疾、头痛、虚劳、痨瘵、遗精、胃痛、哮喘、噎膈反胃、痞满、霍乱、痧证、瘟疫、喉蛾、疝气、腰痛、牙痛、瘰疬、白带、红崩、痔疮等病症取用五输穴为主穴加减治疗。例如，治疗"疟疾"，取间使、后溪、百劳、风池、风府、风门、公孙、支沟、合谷、液门、中渚、前谷、中脘，其中有 6 个腧穴为五输穴，间使为手厥阴心包经经穴，前谷、后溪分别为手太阳小肠经荥穴、输穴，液门、中渚、支沟为手少阳三焦经荥穴、输穴、经穴。先生治疗伤寒六经病的针灸处方中亦大量使用五输穴，太阳经病证共记载针灸处方 18 个，其中运用五输穴的针灸处方 10 个；阳明经病证处方 4 个，全部运用了五输穴；少阳经病证处方 5 个，其中便有 4 个运用五输穴；太阴经病证处方 6 个，运用五输穴处方为 4 个；少阴经病证针灸处方 2 个，全部运用了五输穴；而厥阴经病证载针灸处方 4 个，也是全部运用了五输穴。由此可见，先生在临床中重视五输穴的应用。五输穴治疗病种广泛，无论虚实寒热，只要辨证使用相应穴位及手法，一般能取得较好疗效。

2. 原穴治疗本经病

原穴位于腕、踝关节附近，是指脏腑原气经过和留止的部位，"原"即本原、原气之意。十二经脉各有一个原穴，故也称十二原。原穴理论首见于《灵枢·九针十二原》："肺也，其原出于太渊，太渊二……心也，其原出于大陵，大陵二……肝也，其原出于太冲，太冲二……脾也，其原出于太白，太白二……肾也，其原出于太溪，太溪二。膏之原，出于鸠尾，鸠尾一。肓之原，出于脖胦，脖胦一。"其中大陵实为心包经原穴，可见其未提到心经和六腑原穴。六腑原穴见于《灵枢·本输》："膀胱……过于京骨，京骨为原；胆……过于丘墟，丘墟……为原；胃……过于冲阳，冲阳……为原；三焦者，过于阳池，阳池……为原；小肠者，过于腕骨，腕骨……为原；大肠……过于合谷，合谷……为原。"《难经·六十六难》在《内经》基础上明确提出了"少阴之原，出于兑骨"，使手少阴心经的本经原穴最终确定，完备了十二原穴的组成。同时本难还指出"三焦所行之俞为原者……三焦者，原气之别使"，说明原穴是脏腑、经脉原气输注的重要部位。《难经·六十二难》论述了阳经原穴为专穴的意义："腑者，阳也。三焦行于诸阳，故置一俞，名曰原。腑有六者，亦与三焦共一气也。"强调阳经阳气盛长而列专穴为原穴输注较盛的阳气。

　　原穴擅长治疗经脉病、脏腑病。《灵枢·九针十二原》记载:"五脏有疾,当取之十二原。十二原者,五脏之所以禀三百六十五节气味也。五脏有疾也,应出十二原,而原各有所出,明知其原,睹其应,而知五脏之害矣……十二原者,主治五脏六腑之有疾者也。"《难经·六十六难》说:"五脏六腑之有病者,皆取其原也。"由此可见,通过原穴能诊察十二经脉气血的盛衰,推断脏腑功能的强弱。原穴对本脏腑、本经脉及其连属的组织器官病症,既有诊断意义,又有治疗作用,取原穴可治疗相应脏腑经脉的病变。金元时期著名医家张元素强调使用原穴治疗伤寒病,如伤寒结胸见胸中结痞,泻足少阴、手厥阴井、原穴;心中结痞,泻足太阴、手少阴井、原穴;胃中结痞,泻足厥阴、手太阴井、原穴。伤寒三阳头痛见太阳脉浮取腕骨、京骨;阳明脉浮长取合谷、冲阳,少阳脉浮弦取阳池、丘墟。元朝易水学派名医王好古擅长使用原穴,他说:"假令针本经病了,又于本经原穴亦针一针。如补肝经,亦于肝原穴上补一针;如泻肝经,亦于肝经原穴上泻一针。如余经有补、泻,针毕仿此例,亦补泻各经原穴。"说明原穴长于治疗本经虚实诸证。

　　先生重视原穴理论,《中医实验谈·卷三》强调:"原穴者,乃交经之处,统管气血之所,凡治病宜多用之。"说明原穴为经脉经气相交之处,总摄经脉气血,是针灸临证的常用腧穴。蒲氏详细记载十二经原穴名称,即"胆原丘墟,肝原太冲,小肠原腕骨,心原神门,胃原冲阳,肺原太渊,膀胱原京骨,肾原太溪,三焦原阳池,心包络原大陵,脾原太白,大肠原合谷"。先生重视原穴理论的思想在原穴的具体操作上可见一斑,《中医实验谈·卷四》所载经穴针灸操作中强调太渊、合谷、太冲、太溪、丘墟等原穴"大利针灸",说明这些原穴是针灸临床疗效极佳的腧穴。而对于胃经原穴冲阳,先生则强调"禁针禁刺宜灸",也体现了其重视中焦原气,故冲阳不用针刺而用艾灸补气固本的思想。《中医实验谈》卷一、卷二所载33个疾病的治疗可见蒲氏运用原穴的临床经验。例如,运用胆经原穴丘墟治疗瘰疬,运用肝经原穴太冲治疗肿胀、头痛、目疾、瘟疫、疝气,运用心经原穴神门治疗惊悸、失眠,运用肾经原穴太溪治疗腰痛、牙痛,运用大肠经原穴合谷治疗中风、瘫痪、历节、癫狂、痰饮、咳嗽、疟疾、头痛、目疾、虚劳、遗精、哮喘、痞满、霍乱、痧证、瘟疫、喉蛾、牙痛、瘰疬、白带红崩等。由此可见,原穴是先生针灸治疗的常用腧穴,各经原穴治疗病种广泛,涉及内科、妇科、外科、五官科各科疾病。

3. 络穴治疗表里经病

络脉从本经分出的部位各有一个腧穴，称为络穴。"络"有联络、散布之意，最早见于《灵枢·经脉》："经脉为里，支而横者为络，络之别者为孙。"该篇详细记载了十五络穴的组成："手太阴之别，名曰列缺……手少阴之别，名曰通里……手心主之别，名曰内关。手太阳之别，名曰支正……手阳明之别，名曰偏历。手少阳别，名曰外关……足太阳之别，名曰飞阳……足少阳之别，名曰光明……足阳明之别，名曰丰隆……足太阴之别，名曰公孙……足少阴之别，名曰大钟。……足厥阴之别，名曰蠡沟。……任脉之别，名曰尾翳……督脉之别，名曰长强……脾之大络，名曰大包。"金元时期著名针灸学家窦汉卿《针经指南》曰："络脉正在两经之间，若刺络穴，表里皆治。"说明络穴除了主治本经病变，亦可主治相表里经病变，故有"一络通两经"之说。

蒲湘澄先生继承前贤的络穴理论，在《中医实验谈·卷三》中记载了十五络穴的名称："肺络列缺，大肠络偏历，心包络内关，小肠络支正，脾络公孙、大包，肝络蠡沟，胃络丰隆，肾络大钟，胆络光明，三焦络外关，膀胱络飞扬，心络通里，任络会阴，督络长强。"并认为"络者，联络也，即与他经连贯之处也"，强调络穴具有沟通表里两经经气的重要功能。《中医实验谈·卷三》记载："凡五脏六腑经络气血凝结不通，照本经各穴治之不愈者，必取本经之原穴、络穴或会、募、俞穴治之，自可痊愈。"也充分说明先生重视络穴调理脏腑、疏经通络的治疗作用。

脏腑有表里相合的关系，十二经脉内属于脏腑，故亦有表里相合关系。十二正经两两相表里，两经之间气血相互贯通，阴经属脏络腑，阳经属腑络脏。十二经脉的脏腑属络理论早在《内经》已有记载，集中论述于《灵枢·经脉》。例如，"肺手太阴之脉，起于中焦，下络大肠，还循胃口，上膈属肺，从肺系横出腋下，下循臑内，行少阴心主之前，下肘中，循臂内上骨下廉，入寸口，上鱼，循鱼际，出大指之端；其支者，从腕后直出次指内廉，出其端"。《内经》除论述十二经脉与脏腑的属络关系外，还记载了十二经络脉、十二经别在沟通表里两经中的重要作用。例如，《灵枢·经脉》云："手太阴之别，名曰列缺，起于腕上分间，并太阴之经直入掌中，散入于鱼际。其病实则手锐掌热，虚则欠，小便遗数，取之去腕半寸，别走阳明也。"《灵枢·经别》云："手太阴之正，别入渊腋少阴之前，入走肺，散之太阳，上缺盆，循喉咙，复合阳明。"先生在《中医实验谈·卷三》"十二经相表里"中，强调了十二经脉相互之间的表里关系："肺与大肠相表里，心包络与三焦相表里，心与小肠相表里，脾与胃相表里，肝与胆相表里，肾与膀胱相表里。表里者，内外脉络相通之经也。"说明十二经脉属络的脏腑互为表里，在体表的分布循行路线亦阴阳相对，运行气血周流不息。历代医家针灸临床重视表里经理论。如王叔和重视脏腑表里相合，从会合部位及临床症状方面阐述表里经的密切关系，《脉经·两手六脉所主五脏六腑阴阳逆顺第七》云："心部在左手关前寸口是也，即手少阴经也。与手太阳为表里，以小肠合为腑。"除了叙述经脉的表里相合关系以外，王氏将表里经证候记载于《脉经·平人迎神门气口前后脉第二》之中。例如，"足少阴与太阳俱虚之肾与膀胱俱虚，则病苦小便利，心痛，背寒，时时少腹痛"，说明互为表里的一对经脉其病变证候常相兼出现。

表里两经气血流通，故在病理状态下常出现表里两经皆有之病症，则运用表里相合的观点，选用表里两经腧穴进行治疗。表里经配合使用在《内经》的针灸治疗中已有记载。《素问·刺热》记载："肝热病者，小便先黄，腹痛，多卧，身热。热争则狂言及惊，胁满痛，手足躁，不得安卧。庚辛甚，甲乙大汗，气逆则庚辛死。刺足厥阴、少阳。"说明针刺互为表里的足厥阴肝经、足少阳胆经可治疗肝热病。

先生继承经典论述，在《中医实验谈·卷三》"取穴要言"中强调："凡与受病之经相表里或相连络者均可审按寻找之，总以掐穴病除为真，此乃合法中之合法，历代先师未传之秘奥也。"又在"十二经相表里"中明确提出："如肺经有病，照肺经之穴治后，须取大肠之络穴以辅助之，收效比较速耳。"强调针灸治疗取穴当表里经配合，尤以沟通表里两经的络穴最为常用。并以伤寒病的治疗为例说明表里经配合的具体运用："凡三阳病用针后均须取与本经相表里之经络穴以助之，如足太阳膀胱经、手太阳小肠经必取肾与心之络穴大钟、通里，足阳明胃经、手阳明大肠经须取脾与肺之络穴公孙、列缺，足少阳胆经、手少阳三焦经须取肝与心包之络穴蠡沟、内关……凡三阴病用灸后均宜取与本经相表里之络穴以助之，如手太阴肺经、足太阴脾经须取大肠与胃之络穴偏历、丰隆，足少阴肾

经、手少阴心经须取膀胱与小肠之络穴飞扬、支正，足厥阴肝经、手厥阴心包经
须取胆与三焦之络穴光明、外关。"可见，先生将表里经相互属络的思想广泛运
用于临床，重视络穴沟通表里经的特异性作用，强调络穴治疗表里经病症的特殊
作用。

《中医实验谈》卷一、卷二记载了蒲氏使用络穴治疗多种内科病症的临床经
验。例如，运用肺经络穴列缺治疗头痛，运用心包经络穴内关治疗癫狂、咳嗽、
头痛、胃痛、噎膈反胃、霍乱，运用脾经络穴公孙治疗疟疾、目疾、噎膈反胃，
运用脾之大络大包治疗痰饮、目疾，运用胃经络穴丰隆治疗痰饮、哮喘，运用三
焦经络穴外关治疗癫狂、痢疾、头痛、血证、霍乱、痧证、瘟疫，运用心经络穴
通里治疗头痛，运用督脉络穴长强治疗痔疮等。

4. 八会穴治疗脏腑组织病症

八会穴首见于《难经·四十五难》："经言八会者，何也？然，腑会太仓，脏
会季胁，筋会阳陵泉，髓会绝骨，血会膈俞，骨会大杼，脉会太渊，气会三焦外
一筋直两乳内也。"丁德用注释云："腑会太仓者，胃也，其穴者中脘是也……脏
会季胁，软筋之名，其端有穴，直脐章门穴……气会三焦外一筋直两乳内者，膻
中穴是也。"由此可知，八会穴即"脏、腑、气、血、筋、脉、骨、髓"之气所
聚之处，分别是章门（脏会）、中脘（腑会）、膻中（气会）、膈俞（血会）、阳陵
泉（筋会）、太渊（脉会）、大杼（骨会）、绝骨（髓会）。《难经·四十五难》还
记载了八会穴的治疗作用："热病在内者，取其会之气穴也。"说明八会穴亦可治
疗某些热病，具有治疗相关脏腑、组织、器官病症的作用。先生继承《难经》八
会穴理论，在《中医实验谈·卷三》"八会穴"中记载："筋会阳陵泉，骨会大杼，
气会膻中，血会膈俞，脏会章门，腑会中脘，髓会绝骨，脉会太渊。"并指出：
"会者，聚也，即精华荟萃之处也。"不但记载八会穴的组成，而且强调八会穴为
相关脏腑、组织、器官气血汇聚的重要部位。

《难经》总体论述八会穴的治疗作用后，历代医家补充、发展了八会穴的治
疗病症。例如，脏会章门治疗"热病……胸满……善泄，饥不欲食，善噫，热
中，腹胀食不化，善呕，泄有脓血，若呕，无所出……奔豚，腹胀肿，石水，胃
胀，腹中肠鸣盈盈然食不化，胁痛不得卧，烦，热中不嗜食，喘息而冲膈，呕，
心痛及伤饱，身黄疾，骨羸瘦……腰痛不得转侧……腰清脊强，四肢懈堕，善

怒，咳，少气郁然不得息"（《针灸甲乙经》）。"男子腰脊冷痛，溺多白浊"（《备急千金要方》）。"胞衣不出或腹中积聚"，"积聚坚满痛"，"吐变不下食"，"虚劳尿血"，"足冷气上，不能久立，有时厌厌嗜卧，手脚沉重，日觉羸瘦"，"常愁不乐，健忘嗔喜"（《千金翼方》）。"吐食，哕噫，食入还出，热中苦吞而闻食臭，寒中洞泄不化，胸满，呕无所出，诸漏"（《西方子明堂灸经》）。"腹胀如鼓，两胁积所如卵石"（《太平圣惠方》）。"二便秘涩"（《循经考穴编》）。"狂走癫痫，尿血"（《类经图翼》卷八）。"气癖之生，在腹皮里膜外，状如覆杯"（《痈疽神妙灸经》）。"五脏气不开，腹瘀血不下"（《古法新解会元针灸学》）。先生在以上古籍的基础上，于《中医实验谈·卷四》中载"章门……治腹中包块，肠胃胀痛"，强调章门主治脏病的作用。

腑会中脘可集中反映中焦脾胃枢机的状态，具有通降六腑气机作用。中脘治疗"心下大坚"，"胃胀"，"心痛有寒，难以俯仰，心疝气冲胃，死不知人"，"伤忧悁思气积"，"腹胀不通，寒中伤饱，食饮不化"，"小肠有热，尿赤黄"，"溢饮胁下坚痛"，"霍乱，泄出不自知"（《针灸甲乙经》）；并对"疟，寒癖结气，五膈，气喘息不止，中恶"等其他与中焦有关的枢机不利病症有治疗作用。先生认为，中脘治疗"一切脏腑痛，肿胀病，心胃气痛"（《中医实验谈·卷四》），说明中脘具有通调脏腑气机的重要作用。

气会膻中与气的布散有关。"膻中者，为气之海"（《灵枢·海论》）；《循经考穴编·任脉之经》认为该穴"为上焦主气，以分布阴阳，为臣使之官"；《类经图翼·经络》"奇经八脉"强调该穴为"三焦宗气所居，是为上气海，故曰气会"，明确指出膻中为宗气所在，直接调控宗气的布散。历代医家运用膻中治疗多种气病，尤以调理上焦气机见长。例如，《针灸甲乙经》"邪在肺五脏六腑受病发咳逆上气"载"咳逆上气，唾喘短气不得息，口不能言，膻中主之"；《针灸聚英·任脉穴》记载膻中"主上气短气，咳逆，噎气膈气，喉鸣喘嗽，不下食，胸中如塞，心胸痛，风痛，咳嗽，肺痈唾脓，呕吐涎沫，妇人乳汁少"；《行针指要歌》指出"或针气，膻中一穴分明记"。因此，一切气病（尤其是上焦气病）均可取用膻中。先生在《中医实验谈·卷四》中记载："膻中……治膺部气短喘咳。"说明蒲氏善用膻中调气、止咳平喘、疏利气机。

血会膈俞位于心俞之下，肝俞之上，在中焦之分，是食物精微化生为血之地。同时，膈俞为足太阳膀胱经穴，足太阳膀胱经为多血之经，故膈俞具有活血养血的特性，善治血病。《循经考穴编·足太阳之经》记载该穴"主诸血证妄行，及产后败血冲心"；《类经图翼·经络》"足太阳膀胱经穴"强调该穴"血会也，诸血病者，皆宜灸之。如吐血，衄血不已，虚损昏晕，血热妄行，心肺二经呕血，脏毒便血不止"。膈俞除善治各种血病以外，因其部位邻近心、胃等脏器，故先生补充膈俞主治"心痛，反胃呕吐"（《中医实验谈·卷四》），说明该穴既可养血化瘀止痛，又可和胃降逆止呕。

筋会阳陵泉较经典的解释来源于《古法新解会元针灸学》："阳陵者，在少阳经阳面，膝髌骨外侧下陷中，筋肉环聚，通肝布胁，络胃之下口，六阳经筋之连系，化精汁如甘泉，内和脏腑，外润经筋，含天然春日正阳冲和之气。"阳陵泉治疗筋病的记载由来已久，如"髀痹引膝股外廉痛，不仁，筋急，阳陵泉主之"（《针灸甲乙经·阴受病发痹第一》）；"膝伸不得屈，冷痹，脚不仁，偏风半身不遂，脚冷无血色"（《铜人腧穴针灸图经·足少阳胆经左右凡二十八穴》）；"治筋病，中风，半身不遂，腰腿膝脚诸病"（《扁鹊神应针灸玉龙经·六十六穴治症》）；"膝肿并麻木，冷痹及偏风，举足不能起，坐卧似衰翁"（《马丹阳天星十二穴治杂病歌》）；"足膝冷痹无血色，半身不遂，脚气筋挛"（《针灸逢源·足少阳胆经穴考》）。从以上古代医家的记载中可得知，阳陵泉可用于治疗经筋类疾病。先生在《中医实验谈·卷四》中记载阳陵泉可治疗"脚气，膝股不仁，膝痛骨冷"，强调该穴具有强筋健骨、通经止痛之效。

《针灸穴名解》对脉会太渊进行了详细解读："脉之大会，通达十二经络，犹水流之交会也。"太渊之脉会实为脉气之会，起于中焦的手太阴肺经经气与他经的经络之气最终会聚于肺经原穴太渊穴。诸气会聚，最易发生布散障碍，郁而生热。肺主气属卫司呼吸，最易被影响，症见喘、胸满、肺胀、背痛、心痛、虚烦等。又因肺位最高，根据"其高者因而越之"的原则，故病位在上部的气郁及欲化热、已化热者宜宣宜散时，常选用太渊理气调脉、宣开解郁。古代医家对脉会太渊的治疗病症已有比较明确的描述。《铜人腧穴针灸图经·手太阴肺经左右凡一十八穴》载有"太渊……治胸痹逆气，寒厥，善哕呕，饮水咳嗽，烦怨，不得卧，肺胀满膨膨，臂内廉痛，目生白翳，眼眦赤筋，缺盆中引痛，掌中热，数欠，喘不得息，噫气上逆，心痛唾血，振寒咽干，狂言，口僻"。脉布于全身，故从上述记载可知，太渊穴的治疗范围遍及全身，可治疗与脉有关的多种病症。先生在《中医实验谈·卷四》中记载太渊治疗"喉痹逆气、白翳眼痛、白喉最效"，强调该穴具有宣降肺气、明目利咽之功。

骨会之所以为大杼穴，滑寿注释《难经·四十五难》时指出："骨会大杼，骨者髓所养，髓自脑下注于大杼，大杼渗入脊心，下贯尾骶，渗注骨节，故骨节之气，皆会于此。"大杼可用于骨疾的诊治，《铜人腧穴针灸图经·背腧第二行左右凡四十四穴》载该穴治疗"颈项强不可俯仰，头痛，脊强"。《针方六集·纷署集》"背自第一椎两旁夹脊各一寸五分下至节凡四十四穴"则以该穴治疗"骨痿骨蒸"。先生在《中医实验谈·卷四》中记载大杼可治疗"膝痛不可屈伸"，实为大杼健骨止痛治疗骨病的具体表现。

髓会绝骨，绝骨即悬钟穴。《备急千金要方·针灸下》"风痹"记载"绝骨主风劳身重"。《针灸聚英·卷一下》"足少阳胆经"强调该穴主治"膝胻痛，筋骨挛痛，虚劳寒损忧忿"；《铜人腧穴针灸图经·足少阳胆经左右凡二十八穴》载该穴"治心腹胀痛，胃中热，不嗜食，膝胻痛，筋挛足不收履，坐不能起"；《针灸大成·足少阳胆经》认为该穴"主治心腹胀痛，胃中热，不嗜食，脚气，膝胻痛，筋挛足不收，逆气，虚劳寒损，忧恚，心中咳逆，泄注，喉痹，颈项强，肠痔瘀血，阴急，鼻衄，脑疽，大小便涩，鼻中干，烦满狂易，中风手足不随"。可见，历代医家较一致认为与髓相关的疾病可选用悬钟治疗。而先生于《中医实验谈·卷四》中载"绝骨……治心腹胀满，骨髓及筋骨痛"，亦强调该穴具有补髓健骨的作用。

先生除在《中医实验谈·卷四》论述经穴主治时记载了八会穴的具体主治病症外，在针灸临证时也常选用八会穴治疗相关疾病。《中医实验谈》卷一、卷二所载33个病症中，运用腑会中脘治疗中风、癫狂、痰饮、痢疾、疟疾、血证、虚劳、胃痛、哮喘、噎膈反胃、痞满、霍乱、痧证、缩阳、白带红崩；运用脏会章门治疗痰饮、痢疾；运用筋会阳陵泉治疗瘫痪、历节、痧证、瘟疫，运用气会膻中治疗中风、痰饮、咳嗽、头痛、血证、虚劳、哮喘、疝气；运用血会膈俞治疗头痛、血证、胃痛、痨瘵、噎膈反胃；运用髓会绝骨治疗瘫痪、肿胀；运用脉会太渊治疗耳聋。先生运用八会穴治疗疾病与他认为"会者，聚也，即精华荟萃之处也"的思想密切相关。腑会中脘，是六腑之气汇聚的重要部位，故脏腑病癫狂、胃痛、噎膈反胃等多取之；气会膻中，为气机升降的重要部位，故气机逆乱之咳嗽、哮喘等多取膻中治疗。

5. 俞穴、募穴治疗脏腑病

俞穴、募穴理论首见于《内经》。《灵枢·背腧》提出五脏背俞穴的名称及定位，"胸中大俞在大杼骨之端，肺俞在三椎之间，心俞在五椎之间，膈俞在七椎之间，肝俞在九椎之间，脾俞在十一椎之间，肾俞在十四椎之间"；并指出定位背俞穴时需仔细寻找符合"按其处，应在中而痛解"的敏感点，同时还提出背俞穴的刺灸宜忌以及补泻要求，"灸之则可，刺之则不可，气盛则泻之，虚则补之"。关于募穴理论，《内经》亦有记载，《素问·通评虚实论》云："腹暴满，按之不下，取手太阳经络者，胃之募也。"《素问·奇病论》云："有病口苦，取阳陵泉。口苦者，病名为何？何以得之？岐伯曰：病名曰胆瘅。夫肝者，中之将也，取决于胆，咽为之使，此人者数谋虑不决，故胆虚，气上逆而口为之苦，治之以胆募俞。"以上两篇虽未述及五脏六腑具体的募穴名称，但记载了胃募、胆募的主治病证。《脉经》记载了五脏（心、肝、脾、肺、肾）及五腑（小肠、胆、胃、大肠、膀胱）的背俞穴和募穴。"肝俞在背第九椎，募在期门；胆俞在背第十椎，募在日月"。"心俞在背第五椎，募在巨阙；小肠俞在背第十八椎，募在关元"。"脾俞在背第十一，募在章门；胃俞在背第十二椎，募在太仓"。"肺俞在背第三椎，募在中府；大肠俞在背第十六椎，募在天枢"。"肾俞在背第十四椎，募在京门；膀胱俞在背第十九椎，募在中极"。

早在《灵枢·五邪》中就记载俞募相配治疗疾病："邪在肺，则病皮肤痛，寒热，上气，喘，汗出，咳动肩背。取之膺中外腧，背三节五脏之旁。"其中"膺中外腧"即肺之募穴中府，"背三节五脏之旁"即肺俞。《素问·奇病论》明确提出："胆虚，气上溢，而口为之苦，治之以胆募、俞。"由此可见，俞穴、募穴配合治疗疾病运用较早。背俞穴的主治偏重于补，多以灸法为先。《诸病源候论·风病诸候》载"心中风……急灸心俞百壮"；"肝中风……急灸肝俞百壮"；"脾中风……急灸脾俞百壮"；"肾中风……急灸肾俞百壮"；"肺中风……急灸肺俞百壮"。《备急千金要方·诸风》载"凡风多从背五脏俞入"，均详细记载了五脏中风可灸治背俞穴。同时，《诸病源候论·妇人杂病诸候》云："人脏腑俞皆在背，中风多从俞入，随所中之俞而发病。"《诸病源候论·妇人妊娠病诸候》云："五脏六腑，俞皆在背，脏腑虚，风邪皆从其俞入，人中之随脏腑所感而发也。"《诸病源候论·妇人将产病诸候》云："凡中风，风先客皮肤。后因虚入伤五脏，多从诸脏俞入。"则分别从妇科杂病、妊娠病、将产病三个方面对背俞穴应用的理论依据进行了阐述。

关于俞穴、募穴治疗脏腑病的作用特点，《难经·六十七难》首先提出："五脏募皆在阴，而俞皆在阳者，何谓也？然，阴病行阳，阳病行阴。"说明募穴多用于治疗腑病、阳证、热证、实证，俞穴多用于治疗脏病、阴证、寒证、虚证。《针灸聚英·五脏六腑井荥俞原经合》援引李东垣的观点："凡治腹之募，皆为原气不足，从阴引阳。天外风寒之邪，乘中而入，在人之背上腑俞、脏俞……中于阳则流于经，此病始于外寒，终归外热，以故治风寒之邪，治其各脏之俞。"说明募穴长于治疗原气不足，而俞穴擅长治疗外感病。

先生在《中医实验谈·卷三》阐释了俞穴、募穴的含义及作用："募者，结也，即一经之气血精华会结之所，凡中气不足之病，必取本经募穴以治之。俞者，源头也，五脏六腑之俞穴皆居于背，为各经源流之本，其他穴道为标，凡初病宜治标，除根则须治本。"可见，先生认为募穴为气血汇聚之所，俞穴为五脏六腑之本源，故各种由五脏六腑气血精华不足所形成的疾病皆可选用俞、募穴治疗。根据中医"邪之所凑，其气必虚"的发病学原理，疾病发生的根本原因在于正气不足，而脏腑真气是正气之本，故选用俞、募穴是"治病求本"原则的具体体现。先生还在该篇记载了脏腑的募穴名称，具体包括"肺募中府，心募巨阙，肝募期门，脾募章门，肾募京门，胃募中脘，胆募日月，大肠募天枢，小肠募关元，三焦募石门，膀胱募中极"，而具体各穴的定位、主治则根据各穴归经的不同而记载于《中医实验谈·卷四》相关经脉经穴中。例如，"肺募中府，一名膺俞，云门下寸六，华盖去六寸，治腹胀，四肢肿，食不下，热症，气喘，鼻塞"；"脾募章门，脐上而二寸两旁六寸季胁下陷中，侧卧屈上足伸下足取之，治腹中包块，肠胃胀痛"；"肝募期门，中庭横去五寸半，治胸中烦热，腹痛，消渴，吐水，经闭"；"大肠募天枢，与脐平旁开二寸，治泄泻，赤痢，白痢，水泻"；"肾募京门，季胁上行一寸八分，中脘横去七寸半，治肠鸣，小腹痛"；"胆募日月，中庭、鸠尾间横去七寸许，治善悲，小腹热，呕吐，吞酸"；"膀胱募中极，脐下四寸，治冷气积聚，小便不出"；"小肠募关元，脐下三寸，脐绞痛，冷气结块"；

"三焦募石门，一名丹田，脐下二寸，治伤寒小便不利"；"胃募中脘，脐上四寸，治一切脏腑痛，肿胀病，心胃气痛"；"心募巨阙，脐上六寸，治胸满，短气，咳逆，心痛"。而五脏六腑的俞穴，蒲氏指出："均在背部二行，查膀胱经内即悉。"例如，"膀胱俞，十九椎旁二寸，伏而取之，治小便赤黄，风劳，脊强"；"小肠俞，十八椎旁二寸，伏而取之，治膀胱、三焦津液少"；"大肠俞，十七椎旁二寸，伏而取之，治脊强，腰痛，腹中气胀"；"肾俞，十四椎旁二寸，前与脐平，治虚劳羸瘦，耳聋，肾虚，腰痛，消渴"；"三焦俞，十三椎旁二寸，正坐取之，治脏腑积聚，饮食吐逆"；"胃俞，十二椎旁二寸，正坐取之，治霍乱，反胃，呕吐"；"脾俞，十一椎旁二寸，正坐取之，治腹胀，胸背痛"；"胆俞，十椎旁二寸，正坐取之，治头痛，振寒汗不出"；"肝俞，九椎旁二寸，正坐取之，治多怒，眼花，昏久不愈"；"心俞，五椎旁二寸，抄手取之，治偏风半身不遂，心慌惚"；"厥阴俞，四椎旁二寸，抄手取之，治心痛，咳逆，牙痛"；"肺俞，三椎旁二寸，抄手取之，治咳嗽，腰背强痛"。

先生将俞穴、募穴广泛运用于多种病症的针灸治疗中，《中医实验谈》卷一、卷二所载 33 个病症中，运用募穴治疗的包括肝募期门治疗痢疾、疝气，运用大肠募穴天枢治疗痢疾、痞满、霍乱，运用小肠募穴关元治疗瘫痪、肿胀、痢疾、遗精、哮喘、霍乱、淋证、缩阳，运用膀胱募穴中极治疗中风、遗精、疝气、淋证、缩阳、白带红崩。常用背俞穴，是蒲氏用穴组方的又一特色，除牙痛、瘰疬、痔疮、喉蛾、疟疾、瘟疫等未用背俞穴外，其余病证都选用了相应的背俞穴。例如，运用三焦俞治疗癫狂、霍乱，运用肺俞治疗痰饮、咳嗽、目疾、血证、虚劳、哮喘、鼻渊鼻塞，运用大肠俞治疗瘰疬、痢疾、噎膈反胃，运用胃俞治疗瘫痪、肿胀、虚劳、胃痛、噎膈反胃、痞满，运用脾俞治疗瘫痪、痰饮、咳嗽、肿胀、痢疾、血证、虚劳、噎膈反胃、痞满、白带红崩，运用心俞治疗癫狂、头痛、目疾、血证、虚劳、失眠，运用小肠俞治疗癫狂，运用膀胱俞治疗疝气、淋证，运用肾俞治疗瘫痪、目疾、虚劳、遗精、疝气、腰痛、缩阳、白带红崩，运用胆俞治疗癫狂，运用肝俞治疗瘫痪、癫狂、咳嗽、头痛、目疾、血证、虚劳、胃痛、噎膈反胃、疝气、瘰疬，可见俞穴、募穴治疗疾病的广泛性。

6. 八脉交会穴治疗奇经病

"奇经八脉"之名最早见于《难经·二十七难》："有阳维，有阴维，有阳跷，有阴跷,有冲,有督,有任,有带之脉。凡此八脉者,皆不拘于经,故曰奇经八脉也。"说明奇经八脉是不同于十二正经的经脉体系。奇经的作用在于沟通十二经脉,蓄积调节正经经气,统率诸经,使气血循环往来。正如《难经·二十八难》所言:"比于圣人图设沟渠,沟渠满溢,流于深湖,故圣人不能拘通也。而人脉隆盛,入于八脉,而不环周。"蒲湘澄先生继承经典,于《中医实验谈·卷三》中解释道:"奇经八脉,奇者,与十二不同而奇异也。八脉者,十二经外另有出奇之八脉也。夫八脉者即阳跷、阴跷、阳维、阴维、冲、任、督、带是也。"奇经八脉的循行分布在《内经》《难经》《奇经八脉考》等著作中不尽相同,先生秉承经典归纳整理后指出:"阳跷脉起于足后跟中,过外踝而上至风池……阴跷脉起于足后跟中,过内踝而上至咽喉人迎……阳维脉起于绝骨,过阳陵、膈俞上至大杼穴……阴维脉起于足内踝上二寸交信穴,过三阴交而上至脐下一寸阴交穴……冲脉起于曲骨下气冲穴,过足少阴经,夹脐上至胸前俞府穴……任脉起自会阴穴过肚脐,上至承浆穴……督脉起自长强,过命门、大椎、百会至龈交穴……带脉起自胁下季肋间,即脐上二分横去七寸半处也,回身一周,如系带然。"历代文献对于奇经病症亦有记载,如督脉病为"脊强反折","从少腹上冲心而痛,不得前后,为冲疝。其女子不孕,癃痔遗溺嗌干"(《素问·骨空论》)。"腰背强痛、不得俯仰,大人癫病,小人风痫疾"(《脉经·平奇经八脉病》)。任脉病见"男子内结、七疝,女子带下、瘕聚"(《素问·骨空论》)。冲脉病为"逆气而里急"(《难经·二十九难》);"少腹痛,上抢心,有瘕疝,绝孕,遗失溺,胁支满烦"(《脉经·平奇经八脉病》)。带脉病见"腹满,腰溶溶若坐水中"(《难经·二十九难》);"左右绕脐,腹腰脊痛,冲阴股","少腹痛引命门,女子月水不来,绝经复下,阴辟寒,令人无子;男子苦少腹拘急或失精"(《脉经》)。跷脉病为"目不得瞑"(《灵枢·大惑论》);"阴跷为病,阳缓而阴急;阳跷为病,阴缓而阳急"(《难经·二十九难》)。维脉病见"腰痛,痛上怫然肿"(《素问·刺腰痛》);"阳维为病苦寒热;阴维为病苦心痛"(《难经·二十九难》),"目眩,肩息,洒洒如寒,胸中痛,胁支满,心痛"(《脉经·平奇经八脉病》)。由于奇经八脉只有任、督二脉有本经腧穴,故奇经病症多取八脉交会穴进行治疗。

　　八脉交会穴是十二正经与奇经八脉脉气相通的八个特殊交会穴,最早见于《针经指南》。《针经指南·标幽赋》指出:"八脉始终连八会,本是纪纲。"具体的八穴组成及交会经脉见于《针经指南·流注八穴序》："公孙通冲脉，内关通阴维"，"临泣通带脉，外关通阳维"；"后溪通督脉，申脉通阳跷"；"列缺通任脉，照海通阴跷"。《针经指南·定八穴所在》详细记载了八脉交会穴主治的 213 种病症及相配使用的取穴先后："公孙穴主治二十七证：九种心痛、痰膈涎闷、脐腹痛并胀、胁肋疼痛、产后血迷、胎衣不下、泄泻不止、痃气疼痛、里急后重、伤寒结胸、水膈酒痰、中满不快反胃呕吐、腹胁胀满痛、肠风下血、脱肛不收、气膈、食膈不下、食积疼痛、癖气并小儿食癖、儿枕痛、酒癖、腹鸣、血刺痛、小儿脾泻、泻腹痛、胸中刺痛、疟疾心痛。右件病证，公孙悉主之。先取公孙，后取内关。"类似的还有"内关二穴，主治二十五证：中满不快……疟疾寒热。上件病证，内关悉主之"。"临泣穴，主治二十五证：足跗肿痛……耳聋。上件病证，临泣悉主之。先取临泣，后取外关"。"外关二穴，主治二十七证：肢节肿痛……雷头风。上件病证，外关悉主之"。"后溪二穴，主治二十四证：手足挛急……手麻痹。上件病证，后溪悉主之。先取后溪，后取申脉"。"申脉二穴，主治二十五证：腰背强痛……产后恶风。上件病证，申脉悉主之。先取申脉，后取后溪"。"列缺穴，主治三十一证：寒痛泄泻……诸积聚脓痰膈。上件病证，列缺悉主之。先取列缺，后取照海"。"照海二穴，主治二十九证：喉咙闭塞……足热厥。上件病证，照海悉主之。先取照海，后取列缺"。因窦氏的倡用，自元明开始，八脉交会穴被大力推广，《医经小学·经络第三》《针灸大全·八穴相配合歌》《针灸聚英·窦氏八穴》，《针灸大成》等不断引用、补充，详细记载八脉交会穴的名称、所联系的奇经八脉及主治作用。

先生继承先贤理论，在《中医实验谈·卷三》中详细记载了八脉交会穴名称及与奇经关系："阳跷脉……通足太阳膀胱经，以申脉为主穴"；"阴跷脉……通足少阴肾经，以照海为主穴"；"阳维脉……通手少阳三焦经，以外关为主穴"；"阴维脉……通手厥阴胞络，以内关为主穴"；"冲脉……通足太阴脾经，以公孙为主穴"；"任脉……通手太阴肺经，以列缺为主穴"；"督脉……通手太阳小肠经，以后溪为主穴"；"带脉……通足少阳胆经，以足临泣为主穴"。八脉交会穴的具体主治病症，先生引录《针灸大成·八脉图并治症穴》所载八穴主治歌诀，强调"申脉主治腰背屈强腿肿，恶风自汗头疼，雷头赤目痛眉棱，手足麻挛臂冷，吹乳耳聋鼻衄，痫癫肢节烦增，遍身肿满汗头淋"。"照海主治喉塞小便淋涩，膀胱气痛肠鸣，食黄酒积腹脐并，呕泻胃翻便紧。难产昏迷积块，肠风下血常频。膈中快气气核侵"。"外关主治肢节肿疼膝冷，四肢不遂头风，背胯内外骨筋攻，头项眉棱皆痛，手足热麻盗汗，破伤跟肿睛红，伤寒自汗表烘烘"。"内关主治中满心胸痞胀，肠鸣泄泻脱肛。食难下膈酒来伤，积块坚横胁抢，妇女胁疼心痛，结胸里急难当，伤寒不解结胸膛"。"公孙主治九种心疼涎闷，结胸翻胃难停，酒食积聚胃肠鸣，水食气疾膈病，脐痛腹疼胁胀，肠风疟疾心疼，胎衣不下血迷心"。"列缺主治痔疟便肿泻痢，唾红溺血咳痰，牙疼喉肿小便难，心胸腹疼噎咽，产后发强不语，腰痛血疾脐寒，死胎不下膈中寒"。"后溪主治手足拘挛战掉，中风不语痫癫。头疼眼肿泪涟涟，腿膝背腰痛遍，项强伤寒不解，牙齿腮肿喉咽，手麻足麻破伤牵"。"临泣主治手足中风不举，痛麻发热拘挛，头风痛肿项腮连，眼肿赤疼头旋，齿痛耳聋咽肿，浮风瘙痒筋牵，腿疼胁胀肋肢偏"。

　　先生不但重视八脉交会穴理论整理，而且还将其运用于针灸临床处方中。《中医实验谈》所载33个病症中，运用八脉交会穴治疗的有：以通阴跷脉的照海治疗痢疾、头痛、遗精，运用通任脉的列缺治疗疟疾、头痛、瘟疫，运用通阴维脉的内关治疗疟疾、头痛、胃痛、噎膈、反胃、霍乱，运用通阳维脉的外关治疗疟疾、头痛、血证、霍乱、痧证、瘟疫，运用通冲脉的公孙治疗疟疾、目疾、噎膈、反胃。

四、重视针刺行气手法

　　针刺具有行气、调气作用。《灵枢·九针十二原》指出针刺可"通其经脉，调其血气，营其逆顺出入之会"，这一作用的取得有赖于正确的操作。所谓"右主推之，左持而御之，气至而去之"，操作得当则"气至而有效，效之信，若风之吹云，明乎若见苍天"，正确的操作是针刺行气、调气的基本保障。《素问·离合真邪论》进一步记载了具体的手法要领，强调"必先扪而循之，切而散之，推而按之，弹而怒之，抓而下之"。《难经·七十一难》指出"刺阴者，先以左手摄按所针荥俞之处，气散乃内针"，对"切而散之"做出补充说明。《难经·七十八难》进一步强调针刺操作中左手（押手）的行气、调气作用，强调"知为针者，信其左，不知为针者，信其右。当刺之时，先以左手厌按所针荥俞之处，弹而努之，爪而下之，其气之来，如动脉之状，顺针而刺之"。金元时期的针灸名医窦默强调"凡补泻，非必呼吸出纳，而在乎手指，何谓也？故动、摇、进、退、搓、盘、弹、捻、循、扪、摄、按、爪、切者是也"，并详述其具体手法要领："动：动者，如气不行，将针伸提而已。退：退者，为补泻欲出针时，各先退针一豆许，然后却留针，方可出之，此为退也。搓：搓者，凡令人觉热，向外针似搓线之貌，勿转太紧。治寒而里卧针，依前转法，以为搓也。进：进者，凡不得气，男外女内者，及春夏秋冬各有进退之理，此之为进也。盘：盘者，为如针腹部，于穴内轻盘摇而已，为盘之也。摇：摇者，凡泻时，欲出针，必须动摇而出者是也。弹：弹者，凡补时，可用大指甲轻弹针，使气疾行也。如泻，不可用也。捻：捻者，以手捻针也。务要识乎左右也，左为外，右为内，慎记耳。循：循者，凡下针于属经络之处，用手上下循之，使气血往来而已是也。经云：推之则行，引之则止。扪：扪者，凡补时，用手扪闭其穴是也。摄：摄者，下针如气涩滞，随经络上，用大指甲上下切其气血，自得通行也。按：按者，以手捻针无得进退，如按切之状是也。爪：爪者，凡下针用手指作力置针，有准也。切：切者，凡欲下针，必先用大指甲左右于穴切之，令气血宣散，然后下针，是不伤荣卫故也。"简要而明确的阐述针刺手法的操作要领，为后世医家所推崇。其后明朝徐凤《针灸大全·金针赋》亦记载："是故爪而切之，下针之法；摇而退之，出针之法；动而进之，催针之法；循而摄之，行气之法。搓则去病，弹则补虚。肚腹盘旋，扪为穴闭。重沉豆许曰按，轻浮豆许曰提。一十四法，针要所备。"杨继洲《针灸大成·三衢杨氏补泻》归纳为"爪切、指持、口温、进针、指循、爪摄、针退、指搓、指捻、指留、针摇、针拔"12种手法，具体操作为："一爪切者，凡下针，用左手大指爪甲重切其针之穴，令气血宣散，然后下针，不伤于荣卫也。二指持者，凡下针，以右手持针，于穴上着力旋插，直至腠理，吸气三口，提于天部，依前口气，徐徐而用。三口温者，凡下针，入口中必须温热，方可与刺，使血气调和，冷热不相争斗也。四进针者，凡下针，要病人神气定，息数匀，医者亦如之，切不可太忙。五指循者，凡下针，若气不至，用指于所属部分经络之路，上下左右循之，使气血往来，上下均匀，针下自然气至沉紧，得气即泻之故也。六爪摄者，凡下针，如针下邪气滞涩不行者，随经络上下，用大指爪甲切之，其气自通行也。七针退者，凡退针，必在六阴之数，分明三部之用，斟酌不可不诚心着意，混乱差讹，以泻为补，以补为泻，欲退之际，一部一部以针缓缓而退也。八指搓者，凡转针如搓线之状，勿转太紧，随其气而用之。若转太紧，令人肉缠针，则有大痛之患。若气滞涩，即以第六摄法切之，方可施也。九指捻者，凡下针之际，治上大指向外捻，治下大指向内捻。十指留者，如出针至于天部之际，须在皮肤之间留一豆许，少时方出针也。十一针摇者，凡出针三部，欲泻之际，每一部摇一次，计六摇而已，以指捻针，如扶人头摇之状，庶使孔穴开大也。十二针拔者，凡持针欲出之时，待针下气缓不沉紧，便觉轻滑，用指捻针，如拔虎尾之状也。"详细阐释针刺行气、调气手法要领。

《中医实验谈·卷三》明确指出"针者，所以调气行滞也"，说明针刺具有行气、调气作用。在具体的操作手法方面，先生在前贤的基础上，将行气之法归纳为"下针十法"，并具体描述了手法操作要领："揣，揣者以手摩按其穴使不差错也；爪，爪者以左手大指重按其穴使气血宣散不伤营卫也；温针，以针含口内，令热使气血调和寒热不相争斗也；进针，以右手持针于穴上，令病人咳嗽，医即用力进针，使痛苦无所感觉也，但不宜太忙，徐徐进针，分三部进针，三部者，如此穴宜针一寸深，针入肉三分为天部，再入三分许为人部，至一寸则为地部。总之，在医者临针时酌分，如只针三分者，则针入一分为天，二分为人，三分为地也，余仿此；循摄，以大指在所针之经络上下左右切按之，使气不至或气滞不行者得以通利流转也；搓捻，搓者手持针旋转如搓线之状，使气流行也。捻者如搓状但病在上者大指向外捻，病在下者大指向内捻，欲使气至病所，邪从气至针下而出也；弹刮，弹者以大指次指相交弹动针头，使气速行而易至也。刮者用指甲刮动针腰亦是求气速至之意，但病在上者弹刮均向上，病在下者弹刮均向下；摇针，以针头四方摇动，使针孔大开，邪气易出也，此为泻法；扪穴，针将出时用指扪按其穴，使气血不泄也，此为补法；留针，凡退针分三部退出，针退至天部将出皮肤之际，须逗留少刻始能出针，使气不随针外出故也。"在《针灸大成·三衢杨氏补泻》的基础上，先生对针刺行气、调气手法进行进一步完善，提出"揣、爪、温针、进针、循摄、搓捻、弹刮、摇针、扪穴、留针"系列操作手法。蒲氏行气、调气手法具有以下特点：①强调针刺前须揣定穴位，提高针刺准确性，遵循《灵枢·邪气脏腑病形》"刺此者，必中气穴"原则。②配合咳嗽进针，减轻疼痛，并按天、人、地三部缓慢逐渐针至深部。③采用捻法、刮法以催气，根据病位上下决定操作方向，病在上者大指向外撚、向上刮，病在下者大指向内撚、向下刮。④出针之时，分三部逐渐退至皮下稍停，根据补泻的不同而分为摇法开大针孔以泻邪、扪法按闭针孔以扶正。先生总结的"下针十法"简洁明了，适合临证运用，在催气、调气方面具有较好的效果。

五、强调针灸补泻

疾病的发生常因正虚邪入所致，故病情亦有虚实不同，补虚泻实是针灸治疗的基本原则，正如《灵枢·经脉》所言："盛则泻之，虚则补之。"先生立足经典理论并结合自身实践经验，对于针灸补泻偏性、补泻先后及针刺补泻手法均有独到见解。

1. 针砭长于凉泻，艾灸长于温补

针刺和艾灸作为针灸临证的主要治疗手段，其作用各有侧重，适于不同病症。《内经》即对针刺、艾灸的治疗作用进行论述，《灵枢·九针十二原》认为，针刺具有"通其经脉，调其血气，营其逆顺出入之会"的重要作用，说明针刺长于疏通经络、调理气血，故《素问·异法方宜》记载"其病挛痹，其治宜微针"；《灵枢·经脉》强调"陷下则灸之"；《素问·异法方宜论》指出"脏寒生满病，其治宜灸焫"，说明艾灸偏于温补、散寒。仲景《伤寒论》载"太阳与少阳并病，头项强痛，或眩冒，时如结胸，心下痞硬者，当刺大椎第一间、肺俞、肝俞"，"阳明病，下血谵语者，此为热入血室，但头汗出，当刺期门"，说明三阳热证，当以针刺泻热；而"少阴病，得之一二日，口中和，其背恶寒，当灸之"，"下利，手足厥冷，无脉者，灸之"，说明三阴寒证，则应艾灸温补。金元时期的针灸名家窦汉卿亦提出："观夫九针之法，毫针最微，七星可应，众穴主持。本形金也，有蠲邪扶正之道；短长水也，有决凝开滞之机……然是一寸六分，包含妙理；虽细拟于毫发，同贯多歧。可平五脏之寒热，能调六腑之虚实。"进一步扩大了以毫针为代表的针刺疗法具有祛邪扶正、疏经通络的作用，既可治疗经脉病症又可治疗脏腑病症，治疗范围广泛，能调整寒热虚实诸疾。元代医家朱丹溪于《丹溪心法·拾遗杂论九十九》提出："针法浑是泻而无补，妙在押死其血气则不痛，故下针随处皆可。"认为针刺只泻不补，攻邪最甚。唐代王冰谓："火艾烧

灼，谓之灸焫。"艾叶性辛、温，可温经散寒，《本草纲目》云："艾叶服之则走三阴而逐一切寒湿，转肃杀之气为融合；灸之则透诸经而治百种病邪，起沉疴之人为康泰，其功亦大矣。"可见燃烧艾叶的艾灸治疗具有较艾叶入汤剂煎服更强的治疗作用。明代张介宾尤其强调艾灸的治疗作用，认为灸法具有"散寒邪，除阴毒，开郁破滞，助气回阳"的重要作用，故"元阳暴脱，及营卫血气不调，欲收速效，唯艾火为良"，灸法适用于"阳虚多寒、经络凝滞者"，而"火盛金衰、水亏多燥，脉数发热、咽干面赤、口渴便热等证，则不可妄加艾火"，以免"血愈燥而热愈甚"。清代吴亦鼎在《神灸经纶》中指出，灸法能"温暖经络，宣通气血，使逆者得顺，滞者得行"。针灸名家杨继洲《针灸大成》将针刺、艾灸的治疗特性归纳为"以针行气，以灸散郁"。清代医家李守先强调"艾稳""针捷"。

基于历代医家对针刺、艾灸不同作用的重视，蒲湘澄先生对针灸功效亦有独到见解。《中医实验谈·卷三》指出："砭石者，所以泄热也。针者，所以调气行滞也。灸者，所以和血解凝也。"寥寥数语，对于砭石、针刺、艾灸三种非药物疗法的作用阐述精炼而得当。砭石又称针石、镵石，源于新石器时代的砭石主要用于浅刺出血、切割排脓、叩击皮肤，不论何种操作方法，目的都是泻热驱除实邪。亦指出："教民巢居，热食煎炒过多，民多病热，故《内经》有热病之条，夫热者宜泻之也，故利于砭石以泻营分之邪，而卫分则不能达也，则用金针以泻卫分之邪。凡属陈积热实之病多利针砭，收效极速。"可见砭石刺血泻热的作用效果显著。针具最早为骨针，到了青铜器时代才有了金属针。《灵枢·官针》云："九针之宜，各有所为，长短大小，各有所施。"九针因其形状不同，产生的治疗作用亦不同，先生所论"金针以泻卫分之邪"则为毫针的作用。对于艾灸的作用，先生认为"陈艾乃纯阳之品，能补后天之虚，壮元阳，健真气，排除阴邪"，适用于"用心太过，真气内消，元气因之耗散，所得之病多属不足，非针砭所能尽治，故有艾灸之法以助其功"，详细阐释了艾灸的补益作用。而对于针刺、艾灸补泻作用的偏性，先生则认为："针砭长于凉泻，而短于温补；艾灸则长于温补，而短于凉泻也。"先生所论述的"长于""短于"并非专于，而是强调了针刺、艾灸作用各有侧重。相比而言，针刺长于"凉泻"而多用于实证、热证，艾灸长于"温补"则多用于虚证、寒证。

先生治疗伤寒病的针灸处方充分体现了"针砭长于凉泻，艾灸长于温补"的学术思想。《中医实验谈·卷三》指出，对于太阳病经证宜针风府、太阳、风池、攒竹、委中、腕骨、小海、后溪等穴疏通太阳经气；阳明病经证宜针合谷、内庭、三间、曲池、手三里、二间等穴泻阳明实热；少阳病经证宜针足临泣、中渚、阳辅、丘墟、支沟、外关等穴疏解少阳经气；太阴病阴黄证脉无力宜灸气海、关元、足三里、中脘、合谷、百劳、涌泉、三阴交等穴温经以除阴寒湿邪；少阴病协水证宜灸关元、气海、足三里、合谷、中脘、章门、食窦、命门、肾俞、内关、飞扬等穴温经散寒；厥阴病纯阴证宜灸关元、气海、中极、足三里、命门、合谷、天枢、百会温阳散寒。纵观六经病，凡属实证、热证，先生主张予以针刺以泻实邪；凡属虚证、寒证，则采取艾灸以补虚温寒。所有的伤寒病针灸处方中，单选针刺治疗共21证，多属阳经病证；单选艾灸治疗11证，多为阴经病证；针灸并用10证，多为虚实夹杂证。先生"针砭长于凉泻，艾灸长于温补"的学术思想还体现在其对内科病症的治疗，"凡是身体衰弱的失眠，多在风市、心俞、肝俞、魂门用灸治；属有热的失眠，有心烦的现象时，就常在风市、大陵、大敦、行间针刺"。"消化不良大都是身体衰弱，所以一般都应当灸治"。"癃闭，凡是体虚者用灸，体实者用针"。

2. 补泻有先后

《素问·通评虚实论》曰："邪气盛则实，精气夺则虚。"虚则正气不足，实则邪气壅盛。《灵枢·经脉》云"盛则泻之，虚则补之"，强调针对疾病的虚实进行补泻。《灵枢·九针十二原》亦曰："虚则实之，满则泻之。"《素问·宝命全形论》明确指出采用针刺补虚泻实："刺虚者须其实，刺实者须其虚。"《灵枢·终始》在论及补泻时指出："阴盛而阳虚，先补其阳，后泻其阴而和之。阴虚而阳盛，先补其阴，后泻其阳而和之。"《难经·七十六难》在论述补泻时强调："当补之时，从卫取气；当泻之时，从荣置气。其阳气不足，阴气有余，当先补其阳，而后泻其阴；阴气不足，阳气有余，当先补其阴，而后泻其阳，荣卫通行，此其要也。"说明虚实错杂证当先补后泻，以顾护正气，减少泻法对正气的损伤。

蒲湘澄先生在针灸临证时根据患者体质的强弱及病性的虚实，针对性选择补泻多少及先后。《中医实验谈·卷三》提出："至于先补后泻、先泻后补之证，当分别之。临证时医者当察病人强弱、受病虚实以决定之。如人虚病实者，宜先补后泻；体壮证虚，先泻后补；人实病实，泻而不补；人虚病虚，补而不泻。肥人多内虚，先补后泻；瘦人多内实，先泻后补。夫针者，所以行气者也，补少而泻多。各书难云有补，其实在呼吸、提插上，作用不过逗留真气而已，不及灸之有功。"这说明蒲氏对于针刺补泻先后、主次的认识与《内经》《难经》等经典著作观点一致，遵循补虚泻实的基本原则，强调补法对正气的扶助，对于虚实错杂应补泻兼施时常先补后泻；同时指出针刺长于泻实，艾灸长于补虚。例如中风，《中医实验谈·卷一》记载："中风只有两证，曰闭、曰脱，总由病人之正气不足……但老年与少壮者发病不同。少壮之人，体质肥胖太过，发泄太甚，内以空虚，兼之不慎于房欲，以致肾经亏损，肾为人身立命之基，外受风邪所中，内即乘之。若老年之人，气血双虚，外邪一入，内风乘起，故有口眼歪斜、不省人事、半身不遂、口噤流涎等症。"以上所述中风病因病机不外本虚标实、邪盛正虚，故遵循急则治其标，缓则治其本的原则。先生治疗中风中脏腑而见昏仆倒地取穴百会、关元、气海、中极、风池、风府、风门、中脘、涌泉、水沟、十二经井穴、十宣以补气醒神，开窍启闭；中风恢复期见肢体瘫痪则取合谷、足三里、太冲、承浆、大椎、肩髃、曲池、环跳、地仓、颊车、天突、膻中疏通经络，行气泻邪。又如哮喘一证，常因肺肾气虚，感受外邪，痰浊阻滞气道而致呼吸急促，故先生针灸治疗取肺俞、中府、天突、膻中、灵台为主穴，并辅以辨证配穴进行治疗。具体操作时，蒲氏强调"先从肺俞治之，次取后穴以助之。先补后泻，自能痰化湿消，疾自痊也"。充分体现了先生注重正气、先补后泻的学术思想。

3. 呼吸一法，凡补泻均需用之

疾病有虚实不同，治疗则应补虚泻实。针刺作为治疗疾病的重要手段，手法补泻是其治疗效应的重要保证，即《素问·宝命全形论》所言："刺虚者须其实，刺实者须其虚"。就其具体操作手法而言，《灵枢·终始》云："一方实，深取之，稀按其痏，以极出其邪气；一方虚，浅刺之，以养其脉，疾按其痏，无使邪气得入。"说明深刺、出针后晚按针孔为泻，浅刺、出针后快按针孔为补。《灵枢·官能》曰："泻必用圆，切而转之，其气乃行，疾入而徐出，邪气乃出，伸而迎之，摇大其穴，气出乃疾。补必用方，外引其皮，令当其门，左引其枢，右推其肤，微旋而徐推之，必端以正，安以静，坚心无懈，欲微以留，气下而疾出之，推其皮，盖其外门，真气乃存。"强调泻法当快进针慢出针，出针时摇大针孔；补法应慢进针快出针，出针时按压针孔。《素问·八正神明论》云："以息方吸而内针，乃复候其方吸而转针，乃复候其方呼而徐引针，故曰泻必用方，其气乃行焉。补必用圆，圆者行也，行者移也，刺必中其荣，复以吸排针也。"《素问·离合真邪论》云："吸则内针，无令气忤，静以久留，无令邪布，吸则转针，以得气为故，候呼引针，呼尽乃去，大气皆出，故命曰泻。呼尽内针，静以久留，以气至为故，如待所贵，不知日暮，其气以至，适而自护，候吸引针，气不得出，各在其处，推阖其门，令神气存，大气留止，故命曰补。"说明吸气进针呼气出针为泻，呼气进针吸气出针为补。继《内经》记载的深浅补泻、徐疾补泻、开阖补泻及呼吸补泻等多种针刺补泻法的操作要领，历代重视针刺手法的医家多有阐释、发挥。《难经·七十二难》云："所谓迎随者，知荣卫之流行，经脉之往来也。随其逆顺而取之，故曰迎随。"阐释了顺逆于经脉循行方向针刺的迎随补泻法。《难经·七十六难》的"当补之时，从卫取气，当泻之时，从荣置气"；《难经·七十八难》的"得气因推而内之，是谓补；动而伸之，是谓泻"，是在《内经》深浅补泻的基础上发展为提插补泻法。

继《内经》提出呼吸补泻之后，历代医家对于呼吸补泻的操作方法及其作用进行阐释、发挥。隋唐医家杨上善重视补泻的手法操作，认为只有补泻操作得当才能使针刺得气行之有效。《太素·真邪补泻》提出："静留针于穴中持之，勿令邪气散布余处。因病人吸气转针，待邪气至，数皆尽已，徐引出针，邪之大气皆尽，因名为泻之也。其正气已至，适人自当爱护，勿令泻也。候病人吸气，疾引其针，即不得使正气泄，令各在其所虚之处，速闭其门，因名曰补。泻必吸入呼出，欲泻其邪气也。补必呼入吸出，欲闭其正气不令出也。"主张利用呼吸的时机行进针、出针手法，以达到祛邪扶正的治疗目的。其在《太素·虚实所生》还论述了呼吸补泻法的作用机理："人之吸气，身上有孔闭处，皆入聚于肾肝；呼气之时，有孔开处，气皆从心肺而出，比囊之呼吸也。针开孔时，病患吸气，故针与气俱入内也。针得入时，摇大其穴，因呼出针，故针与邪气俱出，勿伤正气也；人之呼气，身上有孔，其气皆出，故所针孔气出之时内针，欲令有气从针而入，不使气泄，所以候呼内针者也；呼气出时针入穴者，欲使针空四塞，不泄正气也。"金元时期针灸名家窦汉卿在《针经指南·呼吸补泻》中则认为"补泻者，言呼吸出内以为其法"，亦强调呼吸补泻的重要性。《针经摘英集·用针呼吸法》补充说明补泻操作的呼吸次数，"呼不过三，吸不过五。呼，外捻针，回经气；

吸，内捻针，行经气"。

在先贤所论的众多针刺补泻手法中，先生独重呼吸补泻，在《中医实验谈·卷三》中提出："针灸补泻仅可以呼吸迎随四字括之。"强调呼吸补泻的重要性时指出："呼吸一法，乃调和阴阳、升降气血，为针灸最不可少之法，凡补泻均需用之。"先生重用呼吸补泻与其他补泻使用繁复、疗效不佳有关。其指出："其他月圆为补，大指向前；月缺为泻，大指退后，分别男左女右施治之说甚为麻烦，恐医者难于判分而收效，亦不及呼吸迎随之速也。为破除千古疑暗，使后之学者得以简切途经有所遵循，余十年前游历省外各埠所晤，业斯道者不下千人，庸碌无奇者故多，而悠长卓识者亦复不少，询其分别男左女右、月圆月缺等说均皆茫然以对，只曰上谈空耳。余将各法反复研讨，穷其本源又特分别以试验，仍能收效但甚微末，不若呼吸之功宏也，与其繁而效少，简而功大，不如去繁就简而用之，余一比较即可剖白。"说明呼吸补泻较之其他繁复的补泻手法具有操作简便、使用方便、疗效确切的特点，先生尤为重视。

蒲氏呼吸补泻操作时强调："补者气入针出，泻者气入针入，气出针出。呼不过三者，恐泻气甚而虚也。吸不过五者，恐补之太过，气实皮肤邪难外出也。"不但说明补法应呼气进针，吸气出针；泻法应吸气进针，呼气出针的进出针的呼吸配合规律，并强调呼吸补泻不能一味滥用，必须做到"呼不过三，吸不过五"，使补泻有度，以防导致正虚或邪滞。《中医实验谈·卷三》补充呼吸补泻时吸气、呼气多少配合应做到"泻者吸气少而呼气多，补者吸气多而呼气少"，此呼吸之多少亦遵循三五之数。先生通过实际操作过程中医者手下的针感变化进一步论述呼吸补泻法神奇的疗效，"每针气弱之人针下必松如插豆腐之内，毫无滞碍，令病者吸气一二口转针便觉稍紧，吸至四五而针下即紧也。若针壮实之人，针下必紧，令病者呼气一二口而针头旋转，即自如无滞，由此观察即知呼吸之力不小，而用月圆月缺等法又安有如是之神速乎？"说明通过正确使用呼吸补泻，虚证患者针感得以增强，说明正气来应；而实证患者针刺泻法使用后可使过强的针感逐渐转为柔和，说明邪气衰去。蒲氏的这一经验正是《灵枢·终始》"邪气来也紧而疾，谷气来也徐而和"在针刺补泻效应检验方面的运用实例。

4. 复式补泻手法

针刺的复式补泻手法是通过两个或两个以上的操作因素以达到补虚泻实目的

的操作方法，其运用可追溯到《内经》。《灵枢·终始》云："一方实，深取之，稀按其痏，以极出其邪气；一方虚，浅刺之，以养其脉，疾按其痏，无使邪气得入。"包含深浅、开阖两因素的补泻操作。《灵枢·官能》曰："泻必用圆，切而转之，其气乃行，疾入而徐出，邪气乃出，伸而迎之，摇大其穴，气出乃疾。补必用方，外引其皮，令当其门，左引其枢，右推其肤，微旋而徐推之，必端以正，安以静，坚心无懈，欲微以留，气下而疾出之，推其皮，盖其外门，真气乃存。"即采用徐疾、开阖两种操作达到补泻目的。《针灸大全》记载的"烧山火""透天凉"更是融合了提插、捻转、九六等多因素的复式补泻手法代表。

先生在众多针刺补泻手法中尤重呼吸补泻，但针灸临证也擅长使用复式手法以加强补泻效应，其具体方法记载于《中医实验谈·卷三》"泻法手术真传"及"补法手术真传"。溯其本源，其基本操作继承了《神应经·补泻手法》"泻诀直说""补诀直说"相关理论，又有所发挥。

《神应经·补泻手法》论述针刺泻法操作要领时云："取穴既正，左手大指掐其穴，右手置针于穴上，令患人咳嗽一声，随咳纳针，至分寸。候数穴针毕，停少时，用右手大指及食指持针，细细动摇、进退搓捻其针，如手颤之状，谓之催气。约行五六次，觉针下气紧，却用泻法。如针左边，用右手大指食指持针，以大指向前，食指向后，以针头轻提往左转。如有数针，俱依此法。俱转毕，仍用右手大指食指持针，却用食指连搓三下，谓之飞，仍轻提往左转，略退针半分许，谓之三飞一退。依此法行至五六次，觉针下沉紧，是气至极矣。再轻提往左转一二次。如针右边，以左手大指食指持针，以大指向前、食指向后，依前法连搓三下，轻提针头往右转，是针右边泻法。欲出针时，令病人咳一声，随咳出针，此谓之泻法也。"

《中医实验谈·卷三》"泻法手术真传"论述泻法操作要领时云："穴既审定，将针入口内温热，用左手重掐其穴，右手持针于穴上，令病人吸气一口，咳嗽下针，再咳三咳针至人部，停针再咳，针至地部，候气至针动提插六阴数（老阴数），四六二十四数（少阴数），四八三十二数，吸气一口吹气三口稍停再行少阴数，每次照前呼吸或行老阴数均可，提插毕病势稍减，候气至针动，即将针头搬倒，使肉内针头逆转朝向病之来源，此为迎法，行白虎摇头手法，吸气三口间刮针腰，候气至针动走过患处，其病自愈，如此或行一次，二三四五次均可，以多为佳，待病全消即开穴门，吹气两口将针提至人部，又开穴门，吹气两口提针至天部，再开穴门，吹气两口，行子午摇臼法，逗留数下，随咳出针，病无不愈。"

先生所论针刺泻法与《神应经·补泻手法》相比，继承了以下操作要点：①要求揣定穴位，正确取穴以得气。②于病人咳嗽之时下针，减轻病人不适感。③进针后随咳刺入地部，行手法过程中缓缓退针。④出针亦随咳嗽而出，减轻疼痛。蒲氏针刺泻法的操作在继承基础上又有所创新，其具体操作与《神应经》又有不同：①随咳嗽下针的同时，令病人吸气，先吸后咳而纳针，加入吸气进针的呼吸补泻法泻法操作。②在地部施行的手法，蒲氏采取提插六阴数后行迎法，加强泻的作用，然后施以白虎摇头法，再行至人部、天部。而《神应经》将针刺入深处后，行颤法、捻转补泻法、飞法等达到泻邪气的目的。

《神应经·补泻手法》论述针刺补法操作要求时云："令病人吸气一口，随吸转针。如针左边，捻针头转向右边。以我之右手大指食指持针，以食指向前、大指向后，仍捻针深入一二分，使真气深入肌肉之分。如针右边，捻针头转向左边，以我之左手大指食指持针，以食指向前、大指向后，仍捻针深入一二分。如有数穴，依此法行之。既毕，停少时，却用手指于针头上轻弹三下，如此三次，仍用我之左手大指食指持针，以大指连搓三下，谓之飞，将针深进一二分，以针头转向左边，谓之一进三飞。依此法行至五六次，觉针下沉紧，或针下气热，是气至足矣。令病人吸气一口，随吸出针，急以手按其穴，此谓之补法也"。

《中医实验谈·卷三》则要求："补针之法，预先将针含口内温热，左手重掐其穴，右手持针于穴上，令病人呼气一口，咳嗽进针，不可太忙，缓缓少阳者四七转动针头，再咳三咳，针至天部，稍停再呼气一口咳嗽一声，针至人部，稍停又再呼气一口咳嗽，针至地部刮针弹针提空半豆，候气至针动，提插初九数（即九次也），令病人呼气一口吸气三口稍停，或行少阳数（少阳者四七二十八数也），或行老阳数（老阳数者四九三十六数也），每次加呼气一口吸气三口，提插毕将针头搬倒，朝向经去之所，是为随法，行青龙摆尾，手术稍停仍然刮针弹针，欲出针时，先观病人虚实，虚者吸气宜多，实者呼气宜多。吸气二口提针至人部，又吸气二口提针至天部，又吸气二口行子午摇臼法，逗留数下，咳嗽出针，急扪其穴，此为补法。"

先生所论针刺补法的操作与《神应经》的相同之处在于：①针刺从天部至地

部，且缓缓下针。②出针时吸气，增强补法作用。③出针后按压针孔，使正气存内。蒲氏复式补法的创新之处在于：①进针时随病人呼气进针，符合《素问·离合真邪论》呼吸补泻的操作要领。而《神应经》却是随吸进针，有违《内经》补法操作要领。②行针过程中强调行老阳数、提插补泻法、随法及青龙摆尾法，出针之时行子午捣臼法。而《神应经》则采用捻转补泻法、飞法等手法进行操作。

先生继承经典并结合临床实践而有所创新，形成自身独具特色的复式补泻手法。其具体操作揉合了呼吸补泻、提插补泻、九六补泻，以及迎随补泻、开阖补泻等补泻要素，并重视随咳进出针、刮针、弹针、白虎摇头、子午捣臼、青龙摆尾等催气、行气手法多种方法的综合运用。

六、重视针灸禁忌

尽管针灸具有疏通经络、调和阴阳、扶正祛邪的治疗作用，但必须严格遵守针灸禁忌，以防出现意外。早在《素问·刺禁论》就明确指出："无刺大醉，令人气乱。无刺大怒，令人气逆。无刺大劳人，无刺新饱人，无刺大饥人，无刺大渴人，无刺大惊人。"《灵枢·终始》强调："新内勿刺，已刺勿内；已醉勿刺，已刺勿醉；新怒勿刺，已刺勿怒；新劳勿刺，已刺勿劳；已饱勿刺，已刺勿饱；已饥勿刺，已刺勿饥；已渴勿刺，已刺勿渴。乘车来者，卧而休之如食倾乃刺之；出行来者，坐而休之如行十里乃刺之；大惊大恐，必定其气乃刺之。"因人体在大醉、大怒、大劳、新饱、大饥、大渴、大惊、舟车远行等情况下，气血涌动或气血亏虚，病人不能意定神闲，易出现针刺意外，故机体处于以上状态时当适当休息、调整而后才可针刺。《灵枢·邪气脏腑病形》云："诸小者，阴阳形气俱不足，勿取以针，而调以甘药也。"《灵枢·根结》云："形气不足，病气不足，此阴阳气俱不足也，不可刺之，刺之则重不足，重不足则阴阳俱竭，血气皆尽，五脏空虚，筋骨髓枯，老者绝灭，壮者不复矣。"均说明气血亏虚不可针刺。《灵枢·热病》记载了热病的针刺禁忌："一曰，汗不出，大颧发赤哕者，死。二曰，泄而腹满甚者，死。三曰，目不明，热不已者，死。四曰，老人婴儿，热而腹满者，死。五曰，汗不出，呕下血者，死。六曰，舌本烂，热不已者，死。七曰，咳而衄，汗不出，出不至足者，死。八曰，髓热者，死。九曰，热而痉者，死，腰折，瘿疚，齿龋也。凡此九者，不可刺也。"强调针刺禁忌与疾病证候有关。

关于艾灸的禁忌，《灵枢·终始》指出："少气者，脉口人迎俱少而不称尺寸也……如此者弗灸。"说明气虚脉弱不可使用艾炷化脓灸。东汉医家张仲景尤其重视灸法的禁忌证，对于微数之脉、浮脉、太阳证、阳明证、湿家身烦疼、热证（包括阳盛热证与阴虚热证）、口渴、实证、温病等均反对使用灸法。如"脉浮，热甚，而反灸之，此为实，实以虚治，因火而动，必咽燥，吐血"。强调太阳病误灸，致火邪上逆发生咽燥、吐血的变证。唐代名医孙思邈在《备急千金要方·灸例》中明确指出："凡微数之脉，慎不可灸，伤血脉燋筋骨。凡汗已后勿灸，此为大逆。脉浮热甚勿灸。"王焘在《外台秘要》中强调艾灸的禁忌时指出："大风灸者，阴阳交错。大雨灸者，诸经络脉不行。大阴灸者，令人气逆。大寒灸者，血脉蓄滞。此等日灸，乃更动其病，令人短寿。"先生遵求古训，对针灸禁忌的论述主要包括禁针穴、禁灸穴及晕针救治。

1. 腧穴针灸宜忌

关于腧穴禁刺的记载早在《内经》已有论述。《灵枢·背腧》记载："五脏之俞，出于背者……灸之则可，刺之则不可。"强调五脏背俞穴不可妄用针刺，其原因在于"脏有要害，不可不察"（《素问·刺禁论》），操作不当易刺伤内脏。晋代皇甫谧《针灸甲乙经·针灸禁忌》记载："神庭禁不可刺，上关禁不可刺深，缺盆刺不可深，颅息刺不可多出血，左角刺不可久留，人迎刺过深杀人，云门刺不可深，脐中禁不可刺，五里禁不可刺，伏兔禁不可刺，三阳络禁不可刺，复溜刺无多见血，承筋禁不可刺，然谷刺无多见血，乳中禁不可刺，鸠尾禁不可刺。"此外，还记载了禁刺腧穴误刺后的严重后果，如"神庭……禁不可刺，令人癫疾，目失精"。"乳中，禁不可刺灸，灸刺之，不幸生蚀疮，疮中有脓血清汁者可治，疮中有息肉若蚀疮者死"。"脐中，神阙穴也……禁不可刺，刺之令人恶疡溃矢出者，死不治"。"石门……女子禁不可刺灸，不幸使人绝子"。《铜人腧穴针灸图经》在《针灸甲乙经》的基础上增补了禁针腧穴及误针危害，如"神庭一穴……禁不可针，针即发狂；囟会一穴……若八岁以下，即不得针，盖缘囟门未合，刺之不幸令人夭；脑户一穴……禁不可针，针之令人哑不能言；颅息二穴……不宜针；承泣二穴……禁不宜针，针之令人目乌色；客主人二穴……禁不可针深；膻中一穴……其穴禁不可针，不幸令人夭折；神阙一穴……禁不可针；石门一穴……

妇人不可针，针之终身绝子；气冲二穴……禁不可针"（《铜人腧穴针灸图经·卷中》）。"手五里二穴……禁不可针；三阳络二穴，在臂上大交脉……禁不可针；承筋二穴……禁针"（《铜人腧穴针灸图经·卷下》）。

关于禁灸穴，《针灸甲乙经·针灸禁忌》记载："头维禁不可灸，承光禁不可灸，脑户禁不可灸，风府禁不可灸，瘖门禁不可灸，下关耳中有干禁不可灸，耳门耳中有脓禁不可灸，人迎禁不可灸，丝竹空禁不可灸，承泣禁不可灸，脊中禁不可灸，白环俞禁不可灸，乳中禁不可灸，石门女子禁不可灸，气街禁不可灸，渊腋禁不可灸，经渠禁不可灸，鸠尾禁不可灸，阴市禁不可灸，阳关禁不可灸，天府禁不可灸，伏兔禁不可灸，地五会禁不可灸，瘛脉禁不可灸。"《针灸甲乙经·卷三》记载了误灸禁穴后的不良后果，如"脑户……不可灸，令人瘖"。"风府……禁不可灸，灸之令人瘖"。"瘖门……不可灸，灸之令人瘖"。"脊中……禁不可灸，灸则令人痿"。"渊腋……不可灸，灸之不幸生肿蚀"。"经渠者……不可灸，灸之伤人神明"。"地五会……不可灸，灸之令人瘦，不出三年死"。《铜人腧穴针灸图经》在《针灸甲乙经》基础上增加了禁灸腧穴，如"素髎一穴……《外台》云：不宜灸；睛明二穴……禁不可灸"。"迎香二穴……不宜灸"。"心俞二穴……不可灸"，"天牖二穴……不宜灸"。"鸠尾一穴……不可灸"。"少商二穴……不宜灸"，"阳池二穴……不可灸"。《铜人腧穴针灸图经》不但补充了禁灸腧穴，还论述了部分禁穴误灸的危害，如"白环俞……不宜灸，慎房劳，不得举重物"。"天牖二穴……不宜灸，若灸之面肿眼合"。"人迎二穴……禁不可灸，灸之不幸伤人"。"乳中二穴……禁不可灸，灸不幸生蚀疮"，"鸠尾一穴……不可灸，灸即令人毕世少心力"。"天府二穴……禁不可灸，使人逆气"。

《针灸大成》以歌诀形式明确记载了禁针、禁灸腧穴。《针灸大成·禁针穴歌》云："脑户囟会及神庭，玉枕络却到承灵，颅息角孙承泣穴，神道灵台膻中明，水分神阙会阴上，横骨气冲针英行，箕门承筋手五里，三阳络却到青灵，孕妇不宜针合谷，三阴交内亦通论，石门针灸应当忌，女子终身孕不成，外有灵门并鸠尾，缺盆主客深晕生，肩井深时亦晕倒，急救人中三里平，刺中五脏胆皆死，冲阳出血入幽冥，海泉颧髎乳头上，脊间中髓伛偻形，手鱼腹陷阴股内，膝髌承筋及肾经，腋股之下各三寸，目眶关节皆通评。"《针灸大成·禁灸穴歌》云："哑门风府天柱擎，承光临泣头维平，丝竹攒竹睛明穴，素髎禾髎迎香程，颧髎下关人迎法，天牖天府到周荣，渊腋乳中鸠尾下，腹哀臂后寻肩贞，阳池中冲少商穴，鱼际经渠一顺行，地五阳关脊中主，隐白漏谷通阴陵，条口犊鼻上阴市，伏兔髀关申脉迎，委中阴门承扶上，白环心俞同一经，灸而勿针针勿灸，针家为此常叮咛，庸医针灸一起用，如施患者炮烙刑。"此外，《针灸大成·卷六》分经论述了十四经359穴的针灸操作，其中对禁针、禁灸穴亦有记载，如"手五里……引《素问》大禁针；承泣……引《铜人》禁不宜针，针之令人目乌色；气冲……引《铜人》禁不可针；承筋……引《铜人》禁针；横骨……禁针；会宗……禁针；三阳络……禁针；颅息……引《铜人》不宜针；客主人……引《铜人》禁不可针深；承灵……禁针；石门……妇人禁针、禁灸，犯之绝子；神道……禁针；囟会……八岁以下不得针，缘囟门未合，针之恐伤其骨，令人夭"。"天府……禁灸；经渠……禁灸，灸伤神明；鱼际……禁灸；少商……不宜灸；口禾髎……禁灸；迎香……禁灸；头维……禁灸；下关……引《铜人》禁不可灸；乳中引《铜人》禁不可灸，灸不幸生蚀疮；阴市……引《铜人》不可灸；漏谷……禁灸；睛明……禁灸；承光……引《铜人》禁不可灸；劳宫……禁灸，灸之令人息肉日加；渊腋……引《铜人》禁不宜灸，灸之不幸令人生肿蚀马疡；阳关……引《铜人》不可灸；地五会……引《铜人》不可灸，灸则使羸瘦，不出三年卒；脊中……引《铜人》禁灸，灸之令人腰伛偻；哑门……引《铜人》禁灸，灸之令人哑；风府……引《铜人》禁不可灸，不幸使人失喑"。说明腧穴的刺灸禁忌为历代医家所重视。

《中医实验谈·卷四》是蒲湘澄先生论述十四经理论及经外奇穴专篇，在论述十四经理论时先列经脉循行，次列"穴道歌"，最后详述各经经穴定位、刺灸宜忌、经穴主治，分经论述，颇为详尽。其中刺灸宜忌中详细记载各穴针灸操作，是蒲氏关于腧穴针灸宜忌的经验总结。与古代医籍相比，先生关于腧穴针灸禁忌的论述主要包括：①遵从前人腧穴针灸禁忌，如神庭、囟会、玉枕、脑户、颅息、人迎、横骨、心俞、肝俞、脾俞、乳中、膻中、神阙、冲阳禁针，风府、哑门、天柱、脑户、承光、天牖、乳中、渊腋、周荣、脊中、白环俞、殷门、承扶、阴市、地五会禁灸，沿用《针灸甲乙经》《铜人腧穴针灸图经》《针灸大成》所载禁忌。②改前人禁针穴为宜针，包括上关、承泣、灵台、神道、肺俞、肾俞、胆俞等穴。例如，先生认为"客主人……宜针灸"，客主人即上关穴，说明胆经上关穴可针灸，而该穴在《针灸甲乙经》《铜人腧穴针灸图经》《针灸大成》

中均为禁针穴。足阳明胃经承泣"宜浅针",而该穴在《铜人腧穴针灸图经》《针灸大成》中为禁针穴。灵台、神道均"宜针忌灸",肺俞、胆俞"宜针灸",肾俞"浅针重灸",以上各穴在《针灸大成》中均为禁针穴。③改前人禁灸穴为宜灸或可灸,包括少商、头维、口禾髎、下关、劳宫、鱼际、迎香。少商在《铜人腧穴针灸图经》《针灸大成》中为禁灸穴。头维、下关在《针灸甲乙经》《铜人腧穴针灸图经》《针灸大成》中均列为禁灸穴。口禾髎、劳宫、鱼际、迎香在《针灸大成》中列为禁灸穴。④补充禁灸腧穴,包括头临泣、大迎、玉枕、神道、灵台、居髎。蒲氏认为头临泣、大迎、居髎均"宜针禁灸",灵台、神道均"宜针忌灸",玉枕"禁针灸"。这些腧穴在《针灸甲乙经》《铜人腧穴针灸图经》《针灸大成》均非禁灸穴。⑤补充禁针腧穴,包括四白、胃俞、厥阴俞、督俞、关元俞、膏肓、中庭、腰阳关。先生指出,四白"禁针宜灸",中庭"不针宜灸",胃俞、膏肓均"禁针重灸",厥阴俞、督俞"禁针大利灸",关元俞"禁针轻灸",腰阳关"禁针宜灸"。以上各穴在《针灸甲乙经》《铜人腧穴针灸图经》《针灸大成》中可针刺。⑥强调孕妇禁针腧穴,具体包括足三里、合谷、丹田、三阴交、至阴、血海等穴。"以上均动胎之穴道,病须应针亦宜另取别穴以代之"。

　　先生禁针的腧穴或位于重要器官、内脏的附近,若针刺不当会损伤器官造成危险,如针刺四白易伤及眼球,针刺横骨易伤及膀胱,针刺心俞、肝俞、脾俞、胃俞、厥阴俞、督俞因其下正对脏腑,针刺易伤及脏腑,针刺乳中易伤及乳腺组织等。或腧穴局部血络丰富,针刺易出血,如人迎位于颈动脉附近、冲阳直对足背动脉,针刺极易导致气血受损。或由于腧穴所在部位不便针刺,如中庭穴位于胸剑结合部、膻中位于胸骨部而皮肉菲薄,不利针刺;或针刺的凉泻作用导致部分腧穴不可用针,如神阙、膏肓、腰阳关、关元俞等穴偏于补益而不用针刺,这也是蒲氏"针砭长于凉泻,而短于温补"思想在针刺操作上的重要体现。而孕妇禁针腧穴多因此类腧穴易导致流产。

　　先生禁灸的腧穴或因妄用艾灸易导致阳亢阴虚,如风府、哑门、天柱、脑户、承光、头临泣、玉枕等头部腧穴,"头为诸阳之会",头部腧穴艾灸不当易导致阳热化火,这也体现了蒲氏"艾灸则长于温补而短于凉泻"的思想。也有部分腧穴因部位的特殊性而不可用灸,如大迎位于面动脉浅表部位,艾灸易耗伤阴血;乳中位于乳头部而不可艾灸。先生在古典医籍的指导下,结合自己的临床经验，发展腧穴针灸禁忌理论，提出临床切实可用的操作方法，对于预防意外、提高针灸临床疗效具有重要意义。

尽管《中医实验谈·卷四》论述了腧穴针灸禁忌的原则，但先生在针对具体病症的针灸治疗中并非一成不变，而是灵活变通施术治疗。例如，在《中医实验谈》卷一、卷二中，针刺神庭、囟会穴治疗头痛，意在疏通头部经络以止痛；以膻中穴治疗血证、痰饮、瘀证、哮喘、噎膈、疝气等，膻中为气会穴，气为血之帅，气行则血行，气足则摄血，故治疗血证，气行则痰饮自化以治疗痰饮，膻中通调气道以治疗哮喘、噎膈与疝气。而禁灸穴位在先生临证治疗中并未强调，但在"喉蛾"中则指出"凡属风火均宜禁灸"，说明艾灸法禁忌于风火证、实热证等。可见，腧穴的针灸禁忌并非绝对，在针灸临床中应严格把握适应证、禁忌证，注意操作方法，谨慎使用，避免出现意外。

先生不但结合古典文献有关腧穴针灸禁忌的记载，对禁忌提出自己的观点，同时提出"大利针灸"或"大利灸"的腧穴，提示腧穴的最佳操作方法，提高临床疗效。例如，"太渊……大利针灸；合谷……大利针灸；曲池……大利针灸；曲泽……大利针灸；内关……大利针灸"。"肝俞……禁针大利灸"。"厥阴俞……禁针大利灸"。"督俞……禁针大利灸"（《中医实验谈·卷四》）。先生认为"大利针灸"的穴位包括太渊、合谷、曲池、内关、曲泽、中渚、外关、翳风、通里、后溪、听宫、三阴交、阴陵泉、大包、太冲、曲泉、章门、足三里、地仓、太溪、丘墟、阳陵泉、环跳、风池、关元、中脘、天突、承浆、水沟、大椎等。"大利针灸"的腧穴多为特定穴，如太渊为肺经原穴、脉会穴，合谷为大肠经原穴，曲池为大肠经合穴，内关为心包经络穴、八脉交会穴，曲泽为心包经合穴。或虽不是特定穴但对于某种疾病有很好的疗效，如地仓治疗面瘫、水沟治疗中风等。先生认为"大利灸"的穴位包括肝俞、膈俞、督俞、心俞、厥阴俞等。以上腧穴都是主治脏腑疾病的背俞穴，其深部对应各个脏器，刺中则可造成严重危害。蒲氏提倡这些腧穴"大利灸"正是遵循《灵枢·背腧》"五脏之俞，出于背者……灸之则可，刺之则不可"之经旨。同时，先生认为"针砭长于凉泻""艾灸则长于温补"，故背俞穴使用灸法更有利于扶正补虚，充养五脏真气。

先生除了用"大利针灸""大利灸"强调腧穴的适宜操作外，还有"浅针""轻灸""重灸"等操作描述。综合《中医实验谈·卷四》中有关经穴、奇穴的操作，"浅针"的腧穴包括经渠、天府、二间、缺盆、肾俞、会阴、鸠尾、百会、印堂，主要是所在部位肌肉浅薄或深部有重要脏器的腧穴。"轻灸"的腧穴包括耳门、缺盆、人迎、承灵、关元俞，亦与所在部位的解剖特点有关。"重灸"的腧穴为下廉、环跳、膏肓、肾俞、胃俞、神阙、鬼眼、精宫，这些腧穴或局部肌肉丰满，或穴性偏于温补，故以重灸使得热力深透，强化温阳益气的作用。

2. 晕针预防与救治

晕针是针灸临床较常见的针刺异常情况，多见于违反针刺禁忌之后，其防治成为针灸临床的重点，也是针刺禁忌中的重要内容。蒲湘澄先生于《中医实验谈·卷三》明确指出："老年人当禁针，因气血枯竭晕针最易故也；童孩未满十二岁者宜禁针，稚阳之体，气血未充，不能审病之瘳否，幼孩无知，见针惧，内气先虚晕针最易；久病体虚及进食太少者宜禁针，气血双亏故也；刀伤、枪伤、接骨烂疮等症均宜禁针，唯足部连疮皮色乌黑者宜三棱针刺出乌血；大饥、大饱、大怒、大劳、大醉后及大风、大雨、大寒均宜禁针。"与《素问·刺禁论》《灵枢·终始》相比，先生强调老年人、儿童、久病体虚及外伤病人禁针，同时详细阐释其禁针原因，说明气血亏虚、气血逆乱、恐惧紧张是导致晕针的常见原因。这些情况属于禁针范畴，严格遵守则有利于防止晕针。如果以上人群或者其他病人在接受针灸治疗时出现"心慌闷乱、欲吐不吐，亦有呕吐者、大汗淋漓而昏倒"，说明病人出现了晕针，先生强调必须采取有效措施进行急救。具体方法为："医以左手大指掐定病人鼻下两分水沟穴，用袖掩病人口鼻，令之吸气，另与热汤饮之，少刻即愈，并灸百会、三里、水沟、合谷等穴，不可退出原针"，"恐针出而气亦随出之也"。此时退针与开阖补泻之开法无异，泻其真气令病人更虚。而目前针灸临床一旦发现晕针迹象，就立刻给予退针、平卧并保暖的治疗措施，与先生坚持不退已进之针差别较大，实际运用时应根据晕针的具体情况灵活选择。晕针较轻，仅见轻微的眩晕不适，无昏仆现象者，可不退已进之针；但晕针严重者出现大汗淋漓而昏迷不醒，为实现体位变动，则退已进之针，便于全面施救。

学术传承

川派中医药名家系列丛书

蒲湘澄

　　蒲湘澄先生一生精研中医、针灸学术，在倾其所学救治病患的同时，尤其热心办学传播医学。在四川多地举办过中医传习所、针灸讲习班，其所撰《中医实验谈》对于传播蒲氏针灸学术思想、临证经验起到极大促进作用。中华人民共和国成立后，国家兴办中医高等教育。1954 年，蒲湘澄先生调入四川省成都中医进修学校担任教学工作，1956 年成立成都中医学院后，任成都中医学院针灸教研组主任，致力于中医、针灸高等专业人才的培养，并主持编撰《针灸学》《针灸学讲义》等教学用书。蒲湘澄先生教授医学从不保守，从理论到实践，反复向弟子、学生讲解，使后学深受其益。蒲氏一生桃李众多，后学秉承先生的学术思想，发扬其严谨治学的学术精神，在针灸学术及临床运用上都有长足的发挥。其中最具代表性者当数余仲权、蒲英儒、杨介宾。

1. 余仲权

　　余仲权（1912—1991），男，四川省万县人。1941 年毕业于四川国医学院，1942 年开始在万县、靖化、金堂、成都等地行医。1954 年进入四川省成都中医进修学校针灸班向蒲湘澄先生学习针灸，结业后留校任教，并与蒲湘澄先生共事。1956 年调入成都中医学院，与蒲湘澄先生共同编撰了《针灸学》一书，作为当时讲授针灸学的教材。曾任成都中医学院教授、针灸教研室主任、硕士研究生导师、四川省教委中医中药高级职称评审组成员、全国高等中医院校中医专业教材编审委员会委员、四川省科技顾问团顾问等职。出版《针灸学》《针灸学辑要》《经穴辨证应用学》等著作，撰写学术论文 50 余篇。

　　余仲权曾向蒲湘澄先生学习针灸，后与先生共事，其针灸学术思想受到蒲氏较大影响。蒲湘澄先生在针灸处方时非常重视经络辨证、按经取穴，强调"认证取穴占疗效主要因素"，指出："取穴之法，各书不同，难于细究，总须临证审穴，看病人病在何经，即在何经下手找穴"（《中医实验谈·卷三》"取穴要言"）。余氏临证亦非常重视经脉辨证，在其他方法辨证困难时，尤其重视经络病机的分析，强调针灸采取循经取穴、分经论治，常能取得意想不到的效果。例如，天突、承浆、气海治疗喉肌痉挛，阴陵泉治疗下肢屈不得伸，阳陵泉、风池、列缺治疗偏头痛等，均体现了经络辨证的重要性。此外，针灸治疗牙痛、面瘫、痹证、面痛等，都应采用分经配穴，疗效较常规治疗更佳，亦即体现了循经选穴、辨证组方、各守所宜的特点。

有关按时取穴理论，蒲湘澄先生在其撰写的论文"子午流注学说"中指出："人身血气流行是有旺衰时期的，但在某经旺盛的时候，其他经脉亦未尝不有血气流行，既有血气流行即可施用治疗方法。"说明不可拘泥传统的气血流注的某一时刻，这一观点在余仲权指导其研究生所做的耳穴时间结构的研究中得以证实。传统的子午流注学说对耳穴的气血流注时间规律并未述及，但余氏及其学生所做的按时贴压耳穴治疗高血压的研究发现，上午 6～12 时耳穴压丸的降压作用优于下午 5～11 时耳穴压丸的降压作用，说明耳穴的气血运行亦遵循一定的时间规律，并不是某一时段只是某经气血旺盛。余氏还将按时取穴理论扩展至十四经的所有腧穴，指出择时取穴不能仅仅限于十二经脉的五输穴，当某一条经经气旺盛时，该经所有腧穴的经气都处于旺盛的状态。因此，择时取穴应在整条经脉上辨证选穴。俞、募穴及任、督脉腧穴也参与经气旺衰的变化，俞穴、募穴的经气旺衰与相关脏腑经脉经气旺衰同步。阳经经气旺盛时，督脉经气随之旺盛；阴经经气旺盛时，任脉经气亦随之旺盛。蒲湘澄先生强调："如果单独按照流注方法去取穴治疗，那就很可能将古人宝贵经验限制在手不过肘，足不过膝的六十六穴范围之内，使针灸学术不能得到应有的发展。如像百会、关元、肩髃、中脘、环跳、大椎、期门、章门、风市等疗效较大的穴位弃而不用，实为可惜"余氏的观点与之既有相似性，同时又有很大发展。

此外，余氏致力于经穴主治规律的研究，强调以病、证为纲，总结每一条经脉腧穴的主治作用，而后再对十四经腧穴中主治作用相同的病、证进行归纳，从而全面、系统掌握腧穴的治疗作用。由于精研腧穴主治作用，余氏主张取穴少而精，反对漫无重点的全身针灸。余氏曾经治疗多年喉肌痉挛患者仅取气海一穴，小儿舞蹈病患者仅取大椎一穴等，穴少而效著，显示了极高的理论造诣及临证操作技能。在针灸操作方法上，余氏倡用滚筒针在病区或相关经脉进行滚刺，体虚者以此法在膀胱经背俞穴循经滚针可调节全身气血。

2. 蒲英儒

蒲英儒（1929—1994），四川省射洪县人，蒲湘澄先生之子。蒲英儒 10 岁便跟随蒲湘澄先生学习中医知识，16 岁随父行医，18 岁独立行医。1955 年 3 月被聘为射洪县卫生协会针灸班专任教师，同年 11 月进入四川省成都中医进修学校学习，1956 年开始在成都中医学院任教，曾任成都中医学院针灸教研室主任、教授、硕士生导师，四川省针灸学会委员，四川省卫生干部进修学院教师并任卫生院院长，天津中医学院针灸函授学院顾问，全国针灸教材工作会议五人组领导成员，《中国针灸荟萃》编委，子午流注研究小组顾问，中国针灸学会临床研究会理事，中国针灸专家讲师团教授等。

　　蒲英儒继承了蒲湘澄先生针、灸、药并用的学术思想，强调针刺调气行滞，艾灸和血解凝，中药培元补正、调补脏腑。蒲英儒强调："病在经络或腑证、气滞血瘀、实热及痛证，主要采用针灸，刺法效佳；而脏病、寒证、虚证、老年体弱、气血不足的患者，每多灸药并施；对疑难重症及久治不愈者，则针、灸、药等综合医治。"如伤寒"少阴病，吐利"，该病为阴胜阳虚，证属虚寒，应急灸太溪、气海、百会、太渊，并内服参附汤或四逆汤，灸、药结合以图全效。在他的医案手稿中，消渴、水肿、瘫痪、咳喘、胸胁痛、胃痛、头项痛、癫痫、虚损、无脉证、中风、寒痹等均是通过中医辨证，合理运用针、灸、药方法综合治疗，其在治疗中重视审证求因、按证择法的治疗思路，与蒲湘澄先生所强调的"病不在经络而在脏腑，根深道远，又非针灸所可能也，当用药饵以培其根，方期有效。病在经络者，非针灸不能为功，药饵之力大缓，不及针灸之效速也。若病在脏腑者，又非药饵不能培元养正，故针灸与汤药并重，不可偏堕者也"一脉相承。蒲英儒在继承蒲湘澄先生针、灸、药并用学术思想的同时，亦有发挥。例如蒲英儒在蒲湘澄先生"艾灸长于温补"思想的基础上，进一步补充了艾灸的作用包括温经散寒、祛风通络、回阳救逆、扶正固脱、散结软坚、升阳举陷。蒲英儒还指出，艾灸的作用不仅具有燃烧产生的温热作用，还包括艾叶的药物作用，艾灸是药、穴两种性能的结合，要发挥艾灸的预防保健作用，必须坚持长期灸治。在蒲湘澄先生"针砭长于凉泻"思想的指导下，蒲英儒强调使用三棱针刺血以加强凉泻作用，明确指出三棱针的功效主要是抗炎消暑、行气止痛、醒脑开窍、潜阳息风、清热解毒、活血化瘀、安神宁心等，常用于治疗实热疾患、扭伤、急救等，只要辨证准确，方法恰当就可以收到理想的效果。例如，在阐释伤寒病"热入血室，刺期门"的针灸方法时指出，本证因阳明热盛，侵及血室而见下血，下血过后其气必虚，肝受邪热熏蒸而致谵语，邪热迫津而出则见头汗，故应按经取穴刺期门。为加强疗效，此时还应加足窍阴、大敦、厉兑、少商点刺出血，大椎、曲池针用泻法，以驱除邪热。

蒲英儒继承了蒲湘澄先生重视针刺得气、强调针刺行气手法的思想。蒲湘澄先生重视针刺得气，他在"子午流注学说"一文中强调"疗效的关键又在候气，如果能掌握针下气至的原则，其疗效是十分显著的。"为了保证针刺得气，蒲湘澄先生重视体表标志、掐按审穴等准确定取腧穴的方法，为针刺得气而做最基本的准备，并提出"揣、爪、温针、进针、循摄、搓撚、弹刮、摇针、扪穴、留针"的针刺行气十法，以促使针刺得气。蒲英儒谨守此理，并发展、补充了针刺得气理论和操作方法，如在十法基础上补充提插捣臼、捻转震颤、通经接气等法以加强针刺得气感。强调病人与医者的得气主观感觉有所不同，病人可感到酸、麻、胀、重、触电、烧灼、传导、虫行、跳跃等；而医者则感到针下沉涩、紧滞的感觉。得气的强度、速度与病人的敏感性、针刺手法、疾病性质、穴位所在部位等因素有关。医者在针刺操作过程中应仔细体会针下得气感，并分别邪正、虚实、寒热，进行相应的操作治疗。

蒲英儒继承蒲湘澄先生针刺补泻手法的有关理论并有所发挥。蒲湘澄先生在众多的补泻手法中尤其重视呼吸补泻法，并详细描述呼吸补泻法的优势及补泻效应。蒲英儒则强调针对疾病虚实应行相应的补泻，补泻的手法包含单式补泻、复式补泻及飞经走气四法，单式补泻即徐疾补泻法、提插补泻法、捻转补泻法、呼吸补泻法、开阖补泻法；复式补泻即烧山火、透天凉；飞经走气四法即青龙摆尾法、白虎摇头法、苍龟探穴法、赤凤迎源法。针灸临证应根据需要灵活选用。蒲英儒强调，外因是补泻的条件，内因是补泻的主导。补泻的生理作用是补泻效应的主导；同时，病人的机体状态、所取腧穴的性质作用及针灸操作方法等，均与补泻有关。针刺的强弱、留针时间长短、针刺时机、幅度大小等，都是构成补泻的基本因素。这些论述进一步发展了蒲湘澄先生的针刺补泻理论。

3. 杨介宾

杨介宾（1929—2007），男，笔名水竹林，四川金堂县人。杨氏出身于中医世家，幼承庭训，1950年参加金堂县卫生工作者协会，并在联合诊所工作，后被聘为金堂县人民医院中医师。1956年选送到四川省成都中医进修学校学习，1958

年考入成都中医学院师资班学习。在此期间，有幸亲拜蜀中名医吴棹仙、蒲湘澄门下，系统学习了中医经典理论和历代名家著述，并精研针灸、子午流注和灵龟八法等，尽得二位大师的真传，为从事中医针灸事业奠定了坚实的基础。1959 年以优异成绩毕业于成都中医学院，并留校执教。曾任成都中医学院针灸临床教研室主任、教授、博士生导师，四川省第六届人大代表，继承老中医药专家学术经验指导教师，四川省级重点学科针灸学学术带头人，国家自然科学基金委员会评审委员，全国高等医药院校教材编审委员会委员，全国时间生物医学会理事、四川省时间生物医学会副理事长，四川省针灸学会理事，四川省教委高级职称评审委员，四川省人体科学研究会理事，《四川中医》《针灸临床杂志》编委；主持研制的"子午流注保健钟"获四川省中医药科技进步三等奖；出版《针灸学》《经络学》《杨介宾临证经验辑要》等专著，发表 100 余篇学术论文。杨介宾重视蒲湘澄先生的针灸学术思想，在《杨介宾临证经验辑要》中全文引录了蒲湘澄先生的"针灸实效歌"。

　　杨介宾继承发展了蒲湘澄先生针、灸、药并重的思想。杨氏强调："以药辅针则十二经气血冲和，以针辅药则脏腑功能调匀，针药合用，五脏十六部如被甘霖之泽而无虞矣。"例如，治偏枯、痿证、痹证，常用针灸开启三阳经之经气，重在通经活络，并配合汤药调补脾胃、补益气血、强健筋骨、滑利关节；对经久不愈的面瘫，杨氏在针刺治疗的同时辅以家传秘方白芷、白附子、干姜、肉桂各 60克，研末酒炒，温熨患部，每收捷效。杨氏指出："针药各有适应证，只有熟谙中医理论，通晓二者之短长，临证时才能方寸不乱，施针用药切中肯綮。"

　　杨介宾强调经络病机是辨证的核心，发展了蒲湘澄经脉辨证、按经取穴的思想。例如血崩，蒲氏认为"崩证系脾虚不能统血，凡劳倦思虑，饮食不节，皆能伤脾"，从脏腑辨证的角度进行病机分析。杨介宾则分析认为本证由于冲、任二脉失于调摄而为病。此二脉起于胞中，冲为血海，任为阴血之主，与肝、脾、肾三经相交会。三经经气失调，导致冲任不固而成本病。肝经有热则血失所藏，脾气虚衰则血气失统，肾主藏精系胞，胞脉空虚则血失所摄。杨氏从奇经、正经及经脉与脏腑功能多角度分析本病病机，补充了蒲氏对血崩经脉辨证的不足。同时，杨介宾秉承蒲湘澄"临证审穴，看病人病在何经，即在何经下手找穴"的按经取穴思想，确定治疗血崩当取穴隐白、大敦、肝俞、脾俞、三阴交以健脾补气、滋肾清肝、调理冲任。杨氏的经络辨证理论包括正经辨证、奇经辨证、络脉辨证、经别辨证、经筋辨证，发展和丰富了蒲湘澄先生的经脉辨证理论。

在针灸取穴组方特点方面，杨介宾继承了蒲湘澄先生重视特定穴的学术思想，但在具体用穴方面有自身特点。蒲湘澄先生临证选穴多"以受病之经井、荥、输、原、经、合各大穴道，审查用指按定，如病势即减，此为主穴"；"如肺经有病，照肺经之穴治后，须取大肠之络穴以辅助之，收效比较速耳"。说明蒲氏重用五输穴、络穴。杨氏遵循蒲湘澄先生"针灸实效歌"中"本经有病本经求"的取穴原则，针灸处方"病随经所在，穴随经而取"，重用特定穴。例如，治疗急性病或肢端麻木证，常取各经井穴刺血以泄热通络；胃肠病则多用下合穴、俞募穴。此外，杨氏尤其善用八脉交会穴和马丹阳天星十二穴，形成了自己的处方用穴特色。

杨氏继承了蒲湘澄先生"针者，所以调气行滞"的学术思想，发展针刺得气、调气理论。杨氏善用无痛进针法，进针时，采用谈话、咳嗽或拍击距针穴较远的某部位转移病人注意力，并在进针局部施以按、压、循、扪等手法，令局部气散于他处，进针时快速透过皮肤，缩短致痛的时间。杨氏的无痛进针法中蕴含了蒲湘澄先生"下针十法"中的"揣""爪""进针"之法，并在具体方法上进行改良。杨氏还非常重视候气催气、守气调气，其催气多用提捻法、循摄法，守气则施以提按法、捻转法，调气则根据病情虚实分别施行补法（较弱的捻转提插手法）、平法（中等的捻转提插手法）及泻法（较强的捻转提插手法）。杨氏认为"神行则气行"，故针灸操作必须注意"意守感传，气至病所"，即医者手法操作的同时，重视医患双方的精神调摄，尤其是引导病人有意识地将注意力移至病所，更好地促使针灸的感应直达病所，从而使疾病霍然而愈。杨氏的针刺调气理论在蒲湘澄先生"下针十法"的基础上有较大发展。

杨介宾继承蒲湘澄先生"针砭长于凉泻、艾灸长于温补"的思想，并有所创新。杨氏推崇泻血，以达祛邪扶正的目的，是对蒲湘澄"针砭长于凉泻"思想的进一步发展。杨氏认为，刺血疗法有解表发汗、泄热解毒、消瘀祛滞、通经活络、调和气血、养血活血的作用，对于表实阳热、风毒疫邪疗效卓著，可广泛运用于中风闭证、急性吐泻、气营高热、肢端麻木、顽癣痒疾、实证哮喘、黄疸肝炎等的治疗。杨氏刺血方法多样，具体包括点刺术、划刺术、锥刺术、散刺术等。若"恶血"甚者，还应在刺血处加拔火罐，以尽出其血。蒲湘澄先生认为"艾灸长于温补"，将艾灸疗法用于治疗虚证、寒证，杨介宾继承了蒲氏善用灸法的思想，他不但精通常用的艾条灸、艾炷灸，还创制药线灸法、药锭灸法、贴棉灸法、拍打灸法等一系列非艾灸法，形成独特的灸法理论。药线灸法是将雄黄 10克、火硝 10 克、硼砂 10 克、樟脑 3 克、麝香 1 克、棉线 50 克制成药线，施灸时点燃药线，快速点灸，如雀啄食，一触即起，具有温经通络、宣散寒湿、疏风止痛的作用，治疗关节肌肉拘挛疼痛、风寒湿痹、肩背疼痛、头痛头晕、胃痛、腰背胸胁痛、痛经、崩漏、胎位不正、鼻衄、小儿惊风、缠腰蛇丹、顽癣、疮疖初起等。药锭灸法是将硫黄 80 克、朱砂 8 克、川乌 10 克、草乌 10 克、乳香 10克、甲珠 10 克、冰片 3 克、麝香 2 克制成药锭，施灸时将药锭置于穴上点燃，具有温经散寒、疏风除湿、通络除痹、回阳固脱的作用，主治周身关节肌肉酸软疼痛、风湿痹痛、陈旧性扭伤、腰背痛、偏头痛、头风痛、脘腹冷痛、肩背痛、中风偏瘫肢冷、痿证、疝气、痛经、顽癣，以及阳虚阴盛、寒邪所致之证。贴棉灸法是以脱脂棉少许，摊开如蝉翼状薄片，贴于施灸部位，点燃，急吹其火，令瞬间燃完的灸法，该法具有养血和血、疏风止痒功效，主要用于神经性皮炎、局限性湿疹、缠腰蛇丹等皮肤疾患的治疗。拍打灸法是用鸡蛋大小脱脂棉球 1 个，以长柄镊夹住棉球，蘸上适量酒精，点燃后直接快速涂于患处，随即迅速拍打熄灭，熄后再次点燃棉球反复操作至局部皮肤灼热潮红或微汗出为度，具有通经活络、行滞除痹、散风止痛之效，主治周身关节肌肉拘急疼痛、背腰部疼痛、肩背痛、腰腿痛、脘腹冷痛、痛经、膝踝关节痛等较大范围的疼痛。杨氏倡用的非艾灸法继承了蒲湘澄先生"艾灸长于温补"的思想，又是对施灸材料、施灸技术的大胆创新。

川派中医药名家系列丛书

论著提要

蒲湘澄

蒲湘澄先生一生善于总结，著述较丰。早在1928年，他根据父亲所述的地理及易学内容，注释了《青囊句解》四卷、《天文指归》一卷、《易地抉微》一卷。1939年戒烟医院停办后，蒲湘澄先生在办学及行医之余，参考《内经》《难经》《伤寒论》《针灸大成》等经典著作，并结合多年诊治经验，撰写《中医实验谈》八卷。在多年的学习和临证行医过程中，蒲湘澄先生重视民间验方及他人经验，经常与同仁交流，善于吸取各家之长，并将收集所得的验方于1951年辑录成《验方集锦》。此外，先生还辑录自己的临证医案撰写了《湘澄治验记》《针灸治验录》。在四川省成都中医进修学校、成都中医学院担任教学工作时，蒲氏主编《针灸学》《针灸学讲义》教材以供教学。除以上著作，还先后撰写"蒲湘澄针灸实验歌诀""五运六气学说""子午流注学说""灵龟八法学说""治疗疟疾的经验介绍""针灸对哮喘和失眠的处理""神经性头痛及胃肠病的针灸疗法"等论文10余篇，均用于内部交流刊发。这些论文、著作反映了蒲湘澄先生的针灸学术思想及临床经验。

一、论文

1. 蒲湘澄针灸实验歌诀

"蒲湘澄针灸实验歌诀"又称为"新编实验歌""湘澄实验摘要歌""针灸治疗实验歌诀""针灸实效歌"。该歌诀实为《中医实验谈》的组成部分，首载于《中医实验谈·卷三》，是蒲湘澄先生通过长期临床实践验证的针灸理论及临床经验总结，故以"实验"命名。1956年，蒲湘澄先生在成都中医学院讲授针灸课程时，"歌诀"单独由学校内部刊印分发给学生作为学习资料，以后又多次翻印，20世纪70年代后有学者对其进行整理、阐发、引录。"歌诀"短小精炼，篇幅不足千字，但内容包括针灸审穴、针刺深浅、针刺补泻、针灸宜忌等针灸原则，并详细介绍了针灸常见疾病的取穴处方，其中针灸处方涉及头痛、火眼、耳聋、牙痛、哮喘、咳嗽、心痛、腹痛、水肿、脱肛、胁痛、胃痛、泄泻、腰痛、消渴、黄疸、鼻衄、中暑、中风、癫狂、白喉、绞肠痧、痹证、遗精、虚劳、便血、痔疮、霍乱、痴呆、瘰疬、疳积、汗证、呃逆、崩漏、疝气、带下、癥瘕、难产、月经不调等内科、外科、妇科、五官科各科疾病，充分体现了蒲氏的针灸处方特色。

"歌诀"开篇首先强调"审穴"的重要性，"未行针灸先审穴"，具体方法为"阳经有陷阴动脉，本经有病本经求，按穴病除始确切，即从此处施针灸"。强调审穴时首先判断病变经脉，然后按经审查，着重在骨节旁的凹陷处、动脉搏动旁切按，切按时病痛有所缓解的部位即为最佳的针灸腧穴部位。关于针刺深浅，应根据病人体形、病位把握针刺深度，做到"针深针浅论肥瘦，病之瘥否为准则；针下病瘥不再深，未解稍深进勿急"。针刺补泻以提插、呼吸之法为主，所谓"慢提急按补之方，急提慢按泻之诀，呼吸补泻用亦奇"。就针刺、艾灸的不同宜忌而言，针刺泄热，艾灸温补，所谓"阳热实闭用针利，虚脱阴证灸最宜；脉浮热甚勿用灸，实以虚治病为逆；伤寒火逆总十条，针泻灸补有成例"。若违背禁忌将导致病情加重。关于各科疾病的针灸处方，蒲湘澄先生强调按经取穴，并多用特定穴。例如，"耳聋病，治翳风，听会外关均有功；合谷二三间牙痛，针到牙关病亦松"。听会为足少阳胆经腧穴，翳风、外关为手少阳三焦经腧穴，手、足少阳经脉均"从耳后入耳中，出走耳前"，故耳聋取少阳经穴，疏通少阳经气，开窍聪耳。合谷、二间、三间分别为手阳明大肠经原穴、荥穴、输穴，大肠经"贯颊，入下齿中"，故远取本经特定穴，清泄阳明实火，消肿止痛。

由于"歌诀"言简意赅，朗朗上口，便于记忆，切合临床，对掌握针灸临床技能起到了较好效果。后学赞扬歌诀突出了蒲氏治病应用针灸的深刻体会、丰富的临床经验及学术上的高深造诣，是现代不可多得的珍贵医籍。

2. 子午流注学说

"子午流注学说"是蒲湘澄先生撰写于 1956 年 9 月的论文，围绕按时取穴的子午流注学说展开论述。此文曾在学校内部刻印交流。文章论述了子午流注的含义、开穴的推算方法，强调经气开阖时间的重要性，指出"人身气血流行各有旺盛时期的学说是不可否认和忽视的"。同时，蒲氏也论述了一味强调按时取穴的局限性，提出"人身血气流行是有旺衰时期的，但在某经旺盛的时候，其他经脉亦未尝不有血气流行，既有血气流行即可施用治疗方法"。说明按时取穴并非临床唯一的取穴处方之法。对于急性病症发作急骤，更不可固守开穴时间，拘泥于"非是时不能用是穴"，未至其时不可开穴而延误救治。子午流注指导下的按时取穴强调取用五输穴，"如果单独按照流注方法去取穴治疗，那就很可能将古人宝贵经验限制在手不过肘、足不过膝的六十六穴范围之内，使针灸学术不能得到应有的发展，如像百会、关元、肩髃、中脘、环跳、大椎、期门、章门、风市等疗效较大的穴位弃而不用，实为可惜"，与继承、发展针灸理论背道而驰。蒲氏在文中还否定了按时取穴可避免晕针的错误认识，指出"晕针问题并不取决于按时定穴，而是以患者体质和神经迟钝与敏感来决定。如果身体太虚或者过于敏感的人，不管推算时间有多准确，取用任何腧穴，不但晕针也会晕灸"。蒲氏结合长期临床体会，明确指出"认证取穴占疗效主要因素。倘或认证偏差，取穴失当，纵然烂熟干支，横推八卦，于治疗还是无补"。并强调"疗效的关键又在候气，如果能掌握针下气至的原则，其疗效是十分显著的；反此虽血气旺盛之经，亦难收到切效"。充分体现了蒲湘澄先生辨证取穴、重视调气的学术思想。

3. 针灸对哮喘和失眠的处理

"针灸对哮喘和失眠的处理"是蒲湘澄先生撰写于 1955 年 9 月的论文。论文详细介绍了蒲氏针灸诊治哮喘、失眠的临床经验，曾作为内部学习资料刊登于成都市卫生工作者协会、中医业务学习委员会编辑的《学习资料》中。论文阐释了哮喘与失眠的主证、不同证型的证候特点、病因病机、针灸治疗处方。蒲氏指出针灸治疗哮喘、失眠疗效"迅速可靠"。对于哮喘的诊治，蒲氏强调临证时应注意区别短气与哮喘的不同，"短气是气短不相接续，有欲断不能的样子，不是哮喘的呼吸紧骤"，明确短气是不同于哮喘的病症。结合多年临床经验将哮喘分为外感性哮喘、实火哮喘、虚火哮喘和痰饮哮喘。外感性哮喘是由于六淫邪气侵犯导致肺气不舒，在呼吸急促的同时多兼见恶寒、发热、身痛、脉浮。实火哮喘是因火邪客犯肺脏所致，临床多见胸满气壮、脉象弦数，或口燥心烦，或尿黄便秘，或痰黄黏稠。虚火哮喘多因肾虚不能摄纳，气不归元，虚火冲逆所致，证见气从脐下逆奔而上，脉虚大浮空或细涩。痰饮哮喘是因痰饮留滞胸膈导致肺气上逆，常见喉中痰声辘辘、呕吐、胸膈不利。针灸治疗哮喘主穴取天突、中府、膻中、肺俞、灵台，外感哮喘加风门、风池、曲泽、尺泽；实火哮喘加尺泽、太渊、少商；虚火哮喘加涌泉、关元、命门、肾俞；痰饮哮喘加丰隆、气海、公孙。

蒲氏将针灸临床常见的失眠分为内热引起的失眠、神经衰弱引起的失眠、病后失眠。内热引起的失眠多见心中懊恼、烦而不安；用脑过度、思虑过甚常导致神经衰弱性失眠，临床见神倦少神、身体瘦弱、营养不良；内伤外感之后，正气受损或邪热未净均可见病后失眠。治疗失眠主穴选风市、心俞、神门、肝俞，若心烦内热加大陵、行间、足窍阴；睡眠易惊加内关、丘墟、魂门、足窍阴。蒲湘澄先生针灸治疗哮喘、失眠的经验充分体现了他注重辨证取穴、重用特定穴的学术思想。

4. 治疗疟疾的经验介绍

1957 年，蒲湘澄先生撰写了"治疗疟疾的经验介绍"一文，并由成都中医学院院内印发交流。论文回顾了古代文献对疟疾的记载，提出治疗疟疾不可固守少阳，应以辨证为要，确立了温清化湿、祛痰健脾的治疗原则，介绍了治疗疟疾的断虐散、截虐至宝丹、常山饮、清脾饮、疟疾粉等中药方剂组成、制法、用量、适应证等。同时强调针灸是治疗疟疾的有效方法，并介绍了蒲氏针灸治疗疟疾的经验。针灸处方主穴取大椎、陶道、内关、合谷，每次 2 个主穴；配穴：但热不寒，加足三里、合谷、陷谷、列缺；只寒不热，加公孙、尺泽、神门、三间；先寒后热，加内关；先热后寒，加外关；发病时呕吐，加天突、中脘、太冲、足三里；久疟，加百会、章门、气海。操作时根据病人体格、表现症状，辨别寒热虚实，凡属寒属虚的，以灸为主；属热属实的以针为主。蒲氏指出，只要取穴准确，操作得当，针灸往往一次即可使疟疾停止发作，治疗 2 ~ 3 次就可痊愈。

5. 中医治疗阿米巴痢疾经验介绍

"中医治疗阿米巴痢疾经验介绍"是蒲湘澄先生 1958 年在四川省眉山县参加血吸虫病防治工作之余所撰写的论文，由成都中医学院印发做内部交流。他在论文中指出，痢疾是夏秋季节常见的急性传染病，根据病原菌的不同分为细菌痢和阿米巴痢。蒲氏根据阿米巴痢疾的临床症状指出，本病属于中医的休息痢，证型可分为湿热证和虚寒证。治疗湿热证以调气和血、疏肝敛肺为主，方用甘芍姜吴木香汤加减。治疗虚寒证应温补脾肾为主，方用党参五钱、白芍四钱、五味子一钱、茯苓四钱、甘草一钱，加减治疗。此外，蒲氏强调针灸疗法对痢疾具有很好的疗效，针灸除对肠炎有效外，对细菌性痢疾或阿米巴痢疾，疗效亦佳，并介绍了自己的治疗经验。治疗阿米巴痢疾主穴取中脘、尺泽、天枢、关元。配穴：消化不良，加食窦、胃俞、胃仓；发热口渴，加刺关冲、针大陵；久病体虚，加气海、肾俞、胃仓。凡属疾病初起，身体壮实的，均以针治为主；若身体虚衰，即令病为新发，也应当慎重用针，而应以灸治为主，体现了蒲氏"针刺偏于凉泻、艾灸偏于温补"的思想。

6. 神经性头痛及胃肠病的针灸疗法

该论文为蒲湘澄先生手稿，撰写于 1955 年，惜未刊发。该文也是蒲氏在四川省成都中医进修学校培训针灸学员时的讲稿。蒲氏在文中强调神经性头痛及胃肠病是常见病、多发病，而针灸治疗疗效确切。分析了神经性头痛的发病原因、诊断要点。强调针灸治疗头痛，首先要根据头痛部位、头痛性质及体质强弱进行辨证分析，并详细介绍了针灸处方。头顶作痛：百会、风府、太冲、肝俞、大椎；前头部痛：上星、阳白、印堂、囟会、太阳、太阴、合谷、攒竹；后头部痛：风池、风府、风门、外关、大椎、大杼；偏头痛：头维、太阳、太阴、列缺、风池、阳陵泉；三叉神经第一支痛（额部、上眼眶、颞额部痛）：攒竹、头维、阳白、太阳、太阴、丝竹空、风池；三叉神经第二支痛（下眼眶、上颌部痛）：四白、牙关、巨髎、颊车、口禾髎、水沟；三叉神经第三支痛（下颌、颏孔）：颊车、大迎、翳风、承浆、地仓、合谷；头痛目眩者：百会、上星、太阳、太阴、风池、列缺、足三里；头痛恶寒恶热者：太阳、太阴、风池、风门、大椎、外关；头痛耳鸣者：百会、风府、大椎、头维、肝俞；头痛呕吐、不食神昏者：百会、上星、内关、气海、足三里、太阳、太阴；眼性偏头痛：太阳、太阴、头临泣、睛明、阳白、头维、光明；癫痫性偏头痛：百会、风池、风府、太阳、太阴、列缺、身柱、足三里。蒲氏治疗头痛的针灸取穴充分体现了经脉辨证、按经取穴的思想。蒲湘澄先生强调根据病人体质强弱、年龄大小、疾病程度选择正确的操作，大凡体质弱、年龄大者以灸为主，年轻、体质壮实者多用针刺或针灸并用。

蒲湘澄先生认为，胃肠病的范围很广，几乎包括整个消化系统。胃病可分为急性胃炎、慢性胃炎、胃溃疡、胃下垂、胃扩张、胃神经痛、胃酸过多、胃酸过少、消化不良等十多种疾病；肠病则包括急性肠炎、慢性肠炎、腹泻、便秘、肠出血、肠结核、十二指肠溃疡、肠神经绞痛等疾病。并详细介绍了临床常见胃肠病的辨证及针灸处方。急性胃炎，多由暴饮暴食，或吃腐败食物所引起，病人觉胃部胀痛、心烦呕吐、口渴、不思饮食，取穴间使、上脘、中脘、期门、日月、内关、足三里。慢性胃炎，多由急性转成，或由饮酒过度所致，自觉胃部胀痛、嗳气吞酸，取穴肝俞、胆俞、日月、胃俞、中脘、胃仓、食窦、足三里、公孙。胃溃疡，由于饮食不定时，或因贫血引起，常嗳气吞酸、胃痛向肩背放射、呕吐大便黑色，取穴中脘、内关、日月、期门、鸠尾、足三里。胃神经痛，由于饮酒过度刺激，或神经衰弱，或精神过劳，发作时绞痛、刺痛，放射左肩胛、左胸，按之较好，治疗：足三里、内关、上脘、中脘、期门、章门。神经性呕吐，由消化系统、生殖系统疾病或神经衰弱所引起，阵发呕吐，取穴内关、中魁、中脘、天突、足三里。消化不良，由神经衰弱或饮酒过度引起，食后腹胀、恶心呕吐，取穴胃仓、食窦、上脘、中脘、足三里、公孙。急性肠炎，由暴饮暴食或进食腐败生冷食物引起，肠鸣作泻、腹痛，大便有泡沫、黏液，甚者有血，取穴间使、内关、中脘、天枢、气海、足三里、三阴交。慢性肠炎，由急性肠炎失治转成，有时下利，有时便秘黏液，腹鸣头痛，取穴足三里、天枢、中脘、下脘、关元、三阴交。肠疝痛，由神经衰弱、贫血，或月经不调引起，有恶心、肠鸣、鼓胀等前驱症，随即发生剧痛；也有突然发生的，其痛向腰及四肢放射，呕吐后减轻，取穴中脘、气海、关元、子宫、足三里、阴陵泉。针灸操作应依病人体质及病况，斟酌针或灸治。

二、著作

1.《中医实验谈》

《中医实验谈》是蒲湘澄先生重要的医学著作，成书于 1939 年。该书是蒲湘澄先生学习《内经》《难经》《伤寒论》《针灸大成》等著作，并结合多年诊治经验，将自己以前所编写的"针灸必读""病理讲义"及"实效方"诸书，加以增删整理而成，先后以木刻、石刻印发。蒲湘澄先生在本书"凡例"中阐释编写本书"非炫异矜奇、欺世盗名而作，乃从经验上之心得而作。晚近以来，科学繁展，各书均求简达。因见针灸各书词奥理深，有数字而含无穷之意义，有一义而演累牍之文，致学斯道者难明至理，兹为补救社会人群健康计，故有针灸实验谈之作。以期精要而不繁，毋使泛滥而不切，并易引起融会贯通之益。本书辨证及讲义说明等篇，均从经验实效演出，特用浅显言辞条分缕晰之，以便易于明白了解"。说明该书是蒲湘澄先生对中医针灸理论精思极研的心得体会和经过临床验证确实有效的经验总结，书名"实验"取其"经验实效"之意，即经临床实际运用检验确有实效。撰写本书是为了精炼扼要地阐发中医针灸理论，为治病救人提供经实践检验确实有效的理论和方法。

《中医实验谈》共八卷，20余万字。第一、第二卷以病症为纲，详述中风、瘫痪、历节、癫狂、痰饮、咳嗽、肿胀、痢疾、疟疾、头痛、虚劳、痨瘵、遗精、胃痛、失眠、哮喘、噎膈反胃、痞满、霍乱、痧证、瘟疫、喉蛾、疝气、腰痛、淋证、缩阳、鼻渊、鼻塞、耳聋、牙痛、瘰疬、白带红崩、痔疮等30余个病症的病因、病状、治法、用方，阐述各病的病因病机、证候、针灸处方、中药处方；第三、第四卷是针灸专卷，涵盖经络腧穴理论、针灸操作方法等，集中体现了蒲湘澄先生的针灸学术思想。第三卷主要内容除"新编实验歌"，还包括"针灸与汤药并重说明"，以及针灸补泻的"针灸补泻当先当后说明""下针记要""手术记要""泻法手术真传""补法手术真传""晕针救治说明""禁针穴道歌""禁灸穴道歌"，论述取穴、腧穴定位标准的"取穴要言""全身各部尺寸考"，阐释特定穴理论的"十二经相表里""十二经络""八会穴""五脏六腑募俞穴""十二经原穴"。详论伤寒病辨证、针药并治的"六经记要"。最后是论述儿科病症诊治的"儿科记要""认症""望色""闻声""切脉""用方""惊风界别"等。第四卷以十四经为纲，首列"经络绪概""十二经所属井荥输原经合歌"；次列十二经脉、任脉、督脉，每条经脉内容包括经脉循行、经穴歌诀、干支配合，以及所属经穴的名称、部位、操作、主治；最后为"经外奇穴"，记载了内迎香、鼻准、耳尖、聚泉、金津玉液、海泉、鱼腰等30余个奇穴的名称、部位、操作、主治。第五卷主要包括相似证辨析、脉诊方法、养身法及伤寒病诊治口诀。其中"阅各家医书应有之认识"以浅显的语言剖析了初学医学者诊病辨证的疑惑，分析了刘河间主寒凉、张子和主攻下、朱丹溪主养阴、李东垣主补土、郑钦安偏重火的原因，阐释"治风先治血""治痰先治气"的机理，分辨盗汗、自汗、虚汗的不同，恶寒、恶风的不同，潮热、发热的不同，结胸、痞、脏结的不同，呕吐、反胃、噎、哕的不同，伤寒与温病的区别，伤寒传经、直中、合病、并病的差异等相似病症的鉴别要点、病机差异，分析滋阴降逆之药不宜治疗噎膈的原因，以及按伤寒病治疗小儿发热疗效不佳的原因、五脏虚弱的证候特点等，均是蒲湘澄先生深入学习经典并结合临床的心得体会。"脉经浅说""诊脉浅说""脉配脏腑""八脉统二十七脉表"是蒲氏临证诊脉的经验，极具特色地提出"以浮、沉、迟、数、虚、实、大、缓八脉统二十七脉"，便于临证时提纲挈领、执简驭繁。其后为"养身要旨""由浅入深""粗功七要"等呼吸吐纳、精神调摄的养身内容。最后为"增订六经金口诀"，以歌诀形式记载伤寒病六经辨证要点及常用方剂。第六卷为儿科病症诊治，又名"福幼新编"，补充卷三儿科病所未及，记载了不啼、眼不开、不乳、吐不止、不小便、不大便、重舌、噤风、鹅口、撮口、脐风、脐湿、脐疮、胎惊、胎痫、胎风、胎热、胎寒、胎肥、胎怯、胎黄、胎赤、夜啼、赤游风、滞颐、解颅、变蒸等 30 余个病症的证候、病因病机、治疗方法，另附"小儿推拿记要""外科一隅"，记载儿科病症常用推拿方法及常用外科方药。第七卷论易学，载"医学宜晓天文易数说""易源浅说""易非小道浅说""太极图浅说""河图浅说""洛书浅说""卦象爻象浅说""理气象数浅说""学医当知气候转变说"等易学理论及易学理论对中医学术的影响。第八卷为伤寒六经病专卷，是蒲氏根据射洪洋溪镇向海沧先生的"六经定法"以及医学研究会印制的"六经分证表"合订而成，内容主要围绕伤寒病的辨证诊断、治疗方药等进行论述。尽管该卷内容非蒲氏所著，但根据《中医实验谈》编著的目的"乃从经验上之心得而作"，故对于此卷的观点蒲氏当亦赞同。

《中医实验谈》发行后广泛流传于川北 20 余县，在同仁及门生中受到好评，赞誉该书"言皆奥穷，理尽生机"，"言言金石，句句真机"，"传四千年绝学，作亿万人救星"，"得心应手，济世活人"。尤其是书中的针灸内容，被同道誉为"实谈针灸，维奥维妙"，"百病但凭三载艾，九针克布万家春"，"针灸妙术并良方，何幸书来授一堂，取穴分经攻腠理，得心应手起膏肓，临时救济振金声，翘心经穴寻奇效，极目针灸学大成"。说明蒲湘澄先生针灸学术极具特色，对西南地区针灸医学的发展产生了深远影响。

2.《针灸学》和《针灸学讲义》

《针灸学》和《针灸学讲义》是蒲湘澄先生在成都中医进修学校、成都中医学院担任教学工作时主编的教材。《针灸学》为蒲湘澄、余仲权编著于 1956 年，由四川省成都中医进修学校印刷。全书共五章，第一章针灸的沿革简介历代研究针灸概况。第二章现代针灸发展的情况介绍抗日战争以来针灸在国内、国际上的发展。第三章针灸治疗的原理和方法将传统古籍理论与巴甫洛夫神经学说结合阐释针灸作用机理，介绍针灸常用操作方法，其中针灸操作方法既借鉴了朱琏《新针灸学》、鲁之俊《新编针灸学》、彭静山《简易针灸疗法》等各家学说，同时又结合作者本人经验，如针刺前重视"审穴"、针刺补泻重视呼吸配合等均是蒲湘澄先生长期针灸临床实践的经验总结；第四章经穴各论以十四经为纲，并列举常用的经外奇穴及常用要穴（即八会穴、募穴、络穴、五输穴及"回阳九针"）。各条经脉均先叙述经脉循行，次列本经腧穴的部位、解剖、应用（即针灸操作法）、主治，最后为本经经穴歌诀。在叙述经脉循行时结合循行经过的腧穴，将经、穴有机结合，腧穴定位多为蒲湘澄先生取穴经验，如膀胱经五处穴"曲差后五分，上星旁一寸半"并说明"通过实验，曲差后五分功效确实"，胆经腧穴日月位于"期门下一寸五分"并说明"此穴应当以中庭鸠尾之间横去七寸为有效"。此外，所有腧穴均说明取穴体位，如本神当"正面微偏头取之"，风池"正坐俯首取之"，渊液"侧卧举手取之"，阳陵泉"正坐屈膝取之"。腧穴的操作法包括大利针灸、宜针灸、宜针不灸、宜浅针重灸、浅针轻灸等多种方法，且详细论述针刺深度及艾灸时间，充分体现了蒲氏丰富的针灸临床经验。第五章治疗各论首列八纲辨证、配穴方法及常用针灸成方，其后按神经系统病、消化系统病、呼吸系统病、肌肉关节病、泌尿生殖系疾病、循环系统疾病、妇女疾病、五官皮肤病、传染病、其他疾病全面介绍了 81 种疾病的病因、症状、诊断、针灸治疗处方。

《针灸学讲义》由蒲湘澄、钟益生编著于 1957 年，由成都中医学院印刷。该教材是在 1956 年编写的《针灸学》基础上的修订完善。全书分上、下两册，上册包括"针灸的沿革""针灸的种类和形质""针灸治病的基本原理""针灸治病的基本法则""针灸疗法的基本操作"及"经穴各论"，下册为"治疗各论"。相比 1956 年编写的《针灸学》，《针灸学讲义》补充了常用针具的形制及针灸治疗法则，按年代先后论述不同历史时期针灸学术的发展情况，充实了针灸治疗机理的现代认识。"经穴各论"和"治疗各论"与《针灸学》无明显不同。

3.《湘澄治验记》

《湘澄治验记》是蒲湘澄 1930 年至 1940 年临床诊治的重要医案精华，共记录咳喘、胁痛、头痛、温病、鼻衄、痉证、吐血、发热、水肿、癫狂、伤寒、痢证、胃痛、疟疾、心悸、痹证、痄腮、呕吐、失眠、遗精、泄泻等 61 个病案。

例如，"向世成之妻，年六二，病痰喘，气短，体弱不胜衣，痰涎壅盛，脉细而急。先以真武汤治之，稍效。后以苓甘五味姜辛半杏汤投之，病减半日许复甚于前，兼见口苦咽干、胁痛之少阳证，乃以大剂小柴胡加白前、紫菀、桔梗利肺之药，一剂而口苦咽痛除，再剂而痰喘气短之疾全消"。《湘澄治验记》记载的病案均是蒲湘澄先生使用内服汤药治疗内科杂病的临证实例，惜未出版。

4.《针灸治验录》

《针灸治验录》是蒲湘澄先生 1954 年 5 月到四川省成都中医进修校担任教师后整理的针灸治疗医案，着重记录了蒲湘澄先生采用针灸诊治久治未愈的顽固性疾病的临床经验。包括痹证、气喘、头痛、失眠、心悸、胸痹、中风、腰痛、痢疾、泄泻、便秘、胃痛、腹痛、溺血、血崩、经闭、扭伤、内障、鼻衄、耳聋、聋哑、火眼、中耳炎等病症的 51 个医案。例如，"杨金山，四十七岁，男性。喘咳已十六年，经灸天突、肺俞、风门、膻中，一次减，二次轻，三次已无喘势"。"杨先佐，三十七岁，男性。患左上下肢疼痛而冷，四年不愈。经灸三里、绝骨、肩髃、曲池，三次而愈"。《针灸治验录》反映了蒲氏针灸诊治经验，惜未出版。

川派中医药名家系列丛书

学术年谱

蒲湘澄

1900 年 11 月 6 日：出生于四川省射洪县洋溪镇。

1908 年春～1917 年冬：在射洪县洋溪镇读私塾。

1918 年春～1920 年冬：随父学中医内科、地理，又在张道生、李经一处学杂病和外科。

1920～1923 年：在四川省射洪县洋溪镇与父亲合开诊所行医。

1923 年春：在熊待珍处学外科正骨。

1923 年秋：在重庆菜园坝傅楚青处学天文推步法。

1925 年春～1926 年夏：在青城山宁松廷处学天文，在程兴阳、张北川、黄辉宇处学针灸，向钟止安学习易学。

1926 年秋～1931 年冬：在四川省射洪县洋溪镇与父亲同办诊所治病，并任洋溪镇医学研究会干事。抽暇注编父亲所著的《青囊句解》四卷、《天文指归》一卷、《易地抉微》一卷。

1932 年春～1934 年春：在重庆屈相臣处学习戒烟之法，组织川北戒烟社任社长，自编《戒烟简章说明书》并由川北戒烟社发行。

1934 年夏～1935 年春：任渠县三汇戒烟所主任医师，射洪县县立戒烟所主任医生。

1935 年秋～1937 年冬：在成都东糠市街章华里八十四号开设私立成都华安医院，任该院院长。

1937 年夏～1939 年夏：被政府任命为官督私办的四川省第十四区民众戒烟院院长。

1939 年秋～1940 年夏：编《中医实验谈》八卷，先后以木刻、石刻版发行。

1940 年夏～1940 年冬：任绵阳、彰明两县针灸传习所教员，每期三月。

1941 年春～1941 年冬：在昭化、三磊坝、江油新兴场、剑阁下寺任针灸传习所主任教师。

1942 年：在射洪、三台、蓬溪任"明月针灸传习所"主任教师。

1943 年：任蓬莱镇、象山镇"国医讲习所"教师。

1944 年：任隆盛镇、太和镇、大榆镇三处针灸传习所教师。

1945 年：任四川省射洪县洋溪镇国医讲习所主任教师，并被选为射洪县儒学会理事长。续编《经方述义》《实效汇方》四卷。

1946 ~ 1949 年：任四川省射洪县洋溪镇中医师公会理事长。并在洋溪镇、射洪县及邻近乡县行医。

1952 ~ 1953 年：任四川省射洪县洋溪镇卫协宣教组长。

1953 ~ 1954 年：任四川省射洪县洋溪镇选举委员会委员，出席四川省中医代表大会。调任四川省成都中医进修学校（成都中医药大学前身）教员。在射洪县当选为四川省第一届人民代表大会代表。

1955 年：出席北京全国第二次卫生防疫会。被四川省成都中医进修学校评为模范教师。

1956 年：任成都中医学院针灸教师、针灸教学组主任。被成都市人民委员会评为成都市先进工作者。

1957 年：任成都中医学院工会副主席，四川省科学工作委员会会员，出席成都市先进生产工作大会。到四川省眉山县防治血吸虫病。

1958 年：当选为四川省第二届人民代表大会代表。赴上海出席全国寄生虫病学术大会。荣获中华人民共和国卫生部颁发的"继承发扬祖国医药方面表现积极成绩卓著"金质奖章和奖状。

1959 年：出席"全国群英会"，参加"中华人民共和国成立十周年"纪念会，登天安门城楼观礼。接受《健康报》专访，10 月 10 日《健康报》发表《良师——访老中医蒲湘澄》文。中国聋哑人福利会聘蒲湘澄先生为耳聋防治委员会委员。

1960 年：患严重肺疾，一边在家休养，一边修订过去著述。

1961 年 5 月 3 日：因患空洞性肺结核逝世，葬于成都市磨盘山公墓，享年61 岁。

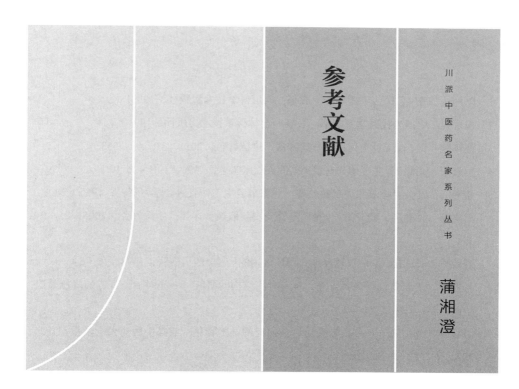

参考文献

川派中医药名家系列丛书

蒲湘澄

［1］陈先赋. 四川名医传·蒲湘澄. 成都：四川科学技术出版社，1991.

［2］崔月梨. 中国当代医学家荟萃. 长春：吉林科学技术出版社，1991.

［3］杜怀斌，梁繁荣. 针灸信使——蒲湘澄. 中国针灸，2011，31（6）：553.

［4］梁繁荣. 蒲湘澄针灸学术思想探略. 针灸临床杂志，1996，12（9）：10.

［5］蒲湘澄. 针灸对哮喘和失眠的处理. 成都市卫生工作者协会学习资料，1955（20）：1.

［6］周晓梅，钟建国，栾光禹.《蒲湘澄针灸实验歌诀》述要. 中国针灸，2005，25（9）：654.

［7］诸毅晖，成词松. 余仲权教授腧穴辨证运用的经验. 四川中医，1998，16（5）：6.

［8］张燕华，王家良，州荣兴，等. 耳穴时间结构的研究——择时加压耳穴的降压效应. 华西医学，1991，6（4）：480.

［9］诸毅晖，成词松. 余仲权教授对针灸研究的学术特色. 成都中医药大学学报，1996，19（1）：13.

［10］余仲权.《经穴学》教学体会. 四川中医，1983（1）：62.

［11］余仲权. 针灸对气滞血瘀的临床应用. 成都中医学院学报，1978（1）：22.

［12］郭太品，赵凌，梁繁荣. 业医三世，济世育人——记著名针灸学家蒲英儒教授. 上海针灸杂志，2011，30（11）：727.

［13］蒲英儒. 灸论（摘要）. 中医药信息，1984（1）：34.

［14］蒲英儒. 略谈得气的体会. 中医杂志，1980，15（6）：44.

［15］杨介宾. 杨介宾临证经验辑要. 北京：中国医药科技出版社，2007

［16］杨介宾. 经络辨证病机分析举隅. 陕西中医学院学报，1994，17（1）：31.

［17］许建阳. 杨介宾教授学术精华浅探. 贵阳中医学院学报，1995，17（3）：14.

［18］梁繁荣. 杨介宾教授针法特色举要. 针灸临床杂志，1994，10（5）：8.

［19］杨运宽，刁灿阳，金荣疆. 杨介宾教授非艾灸法临证经验. 上海针灸杂志，2007，26（4）：1.

［20］中国人民政治协商会议四川省射洪县委员会文史资料委员会. 射洪文史资料·第9辑.